Knaur

ANDREAS WILHELM
ROSI MITTERMAIER
CHRISTIAN NEUREUTHER

Gesunder Rücken mit Nordic Walking

- Schmerzfrei mit der Nordic ALFA Technik
- Wieder mehr Kraft und Beweglichkeit

1

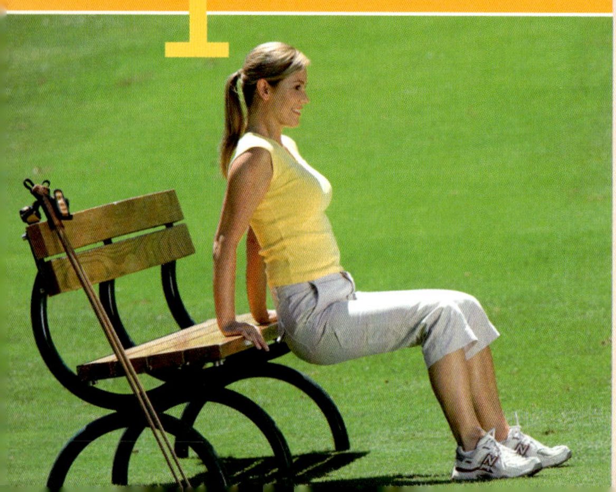

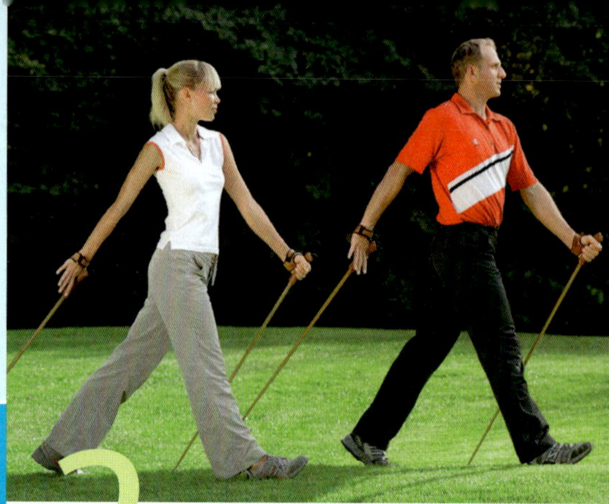

2

3

4

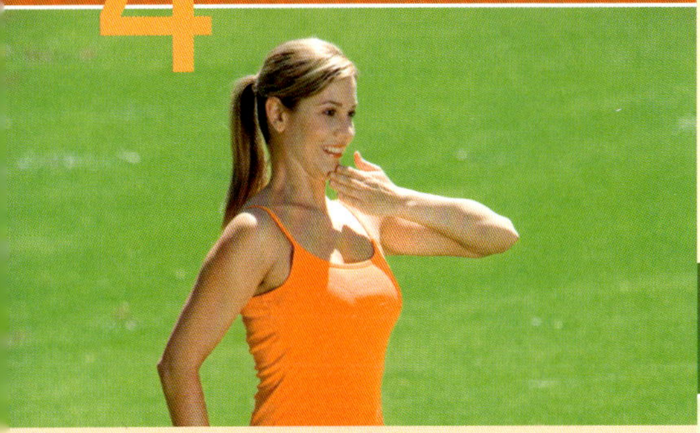

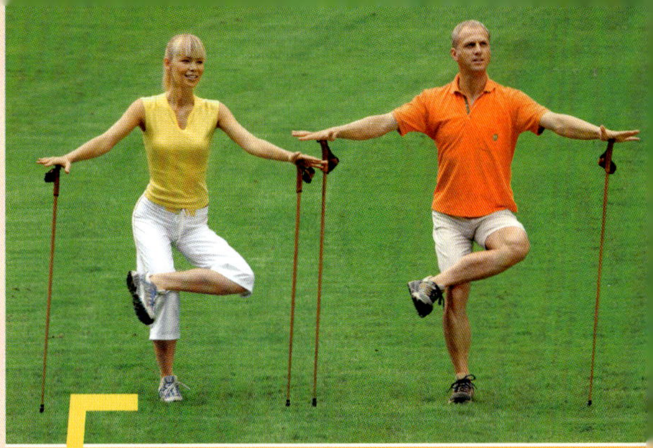

5

6

Vorwort

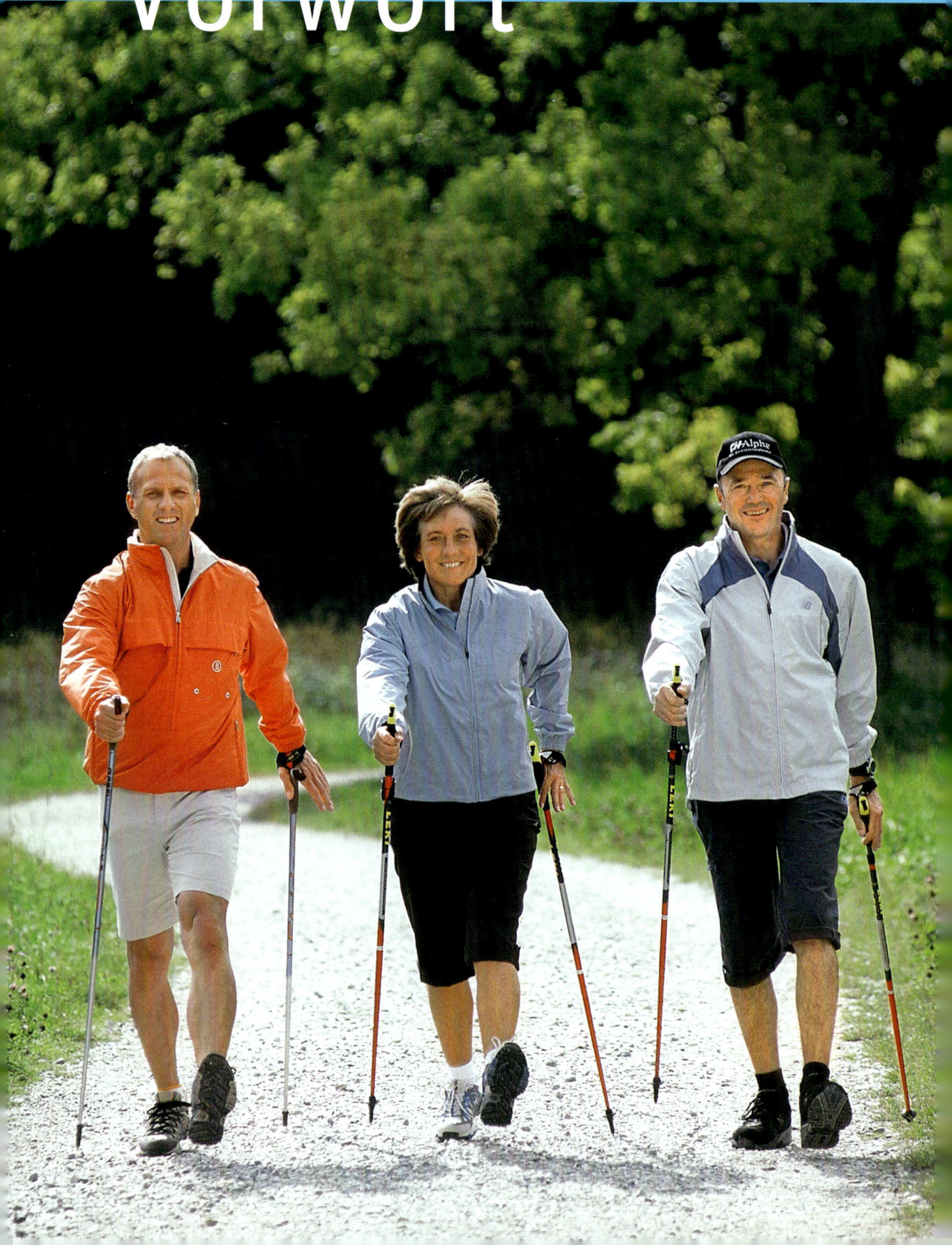

»Das Kreuz mit dem Kreuz«

Bringen Sie **Ihren Rücken** durch Nordic Walking wieder in **Schwung!** Durch den gemeinsamen Erfahrungsaustausch mit den Experten des DNV und dem Willsmountain-Team in Starnberg wurde uns bewusst: In der **Wirbelsäule** und in der mit ihr verbundenen Aufrichtung vom **Fuß bis zum Kopf** beim Nordic Walking liegt der Schlüssel zu einer **gesundheitsorientierten Technik.**

Dieses Buch will Sie dazu **motivieren,** die natürliche Aufrichtung wieder zu entdecken, und **mit Freude** zu erleben, welchen Nutzen ein **starker Rücken** für unseren Alltag hat.

Wir wünschen Ihnen viel Spaß beim Rendezvous mit Ihrem Körper.

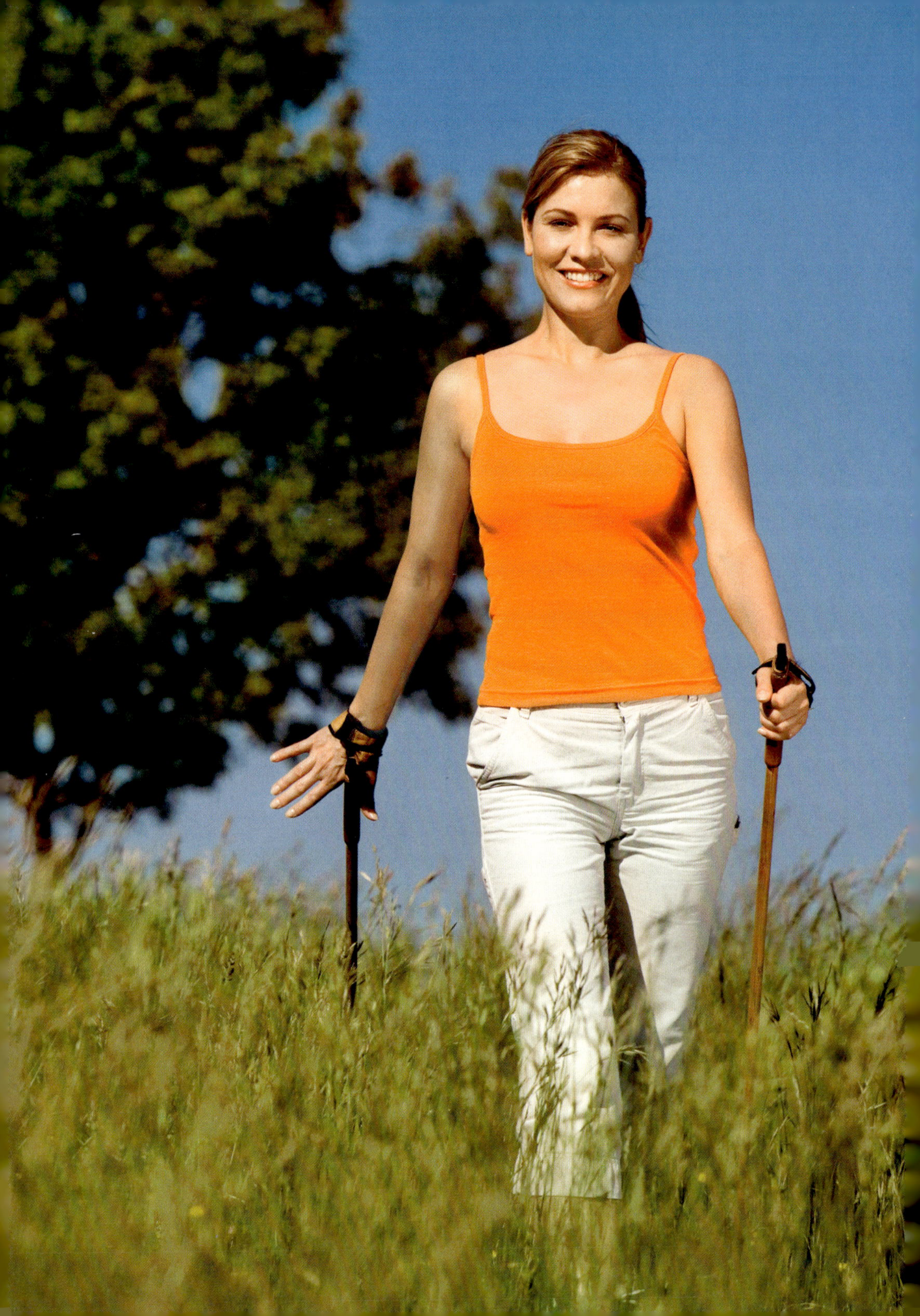

Einleitung –
Dem Rücken zuliebe

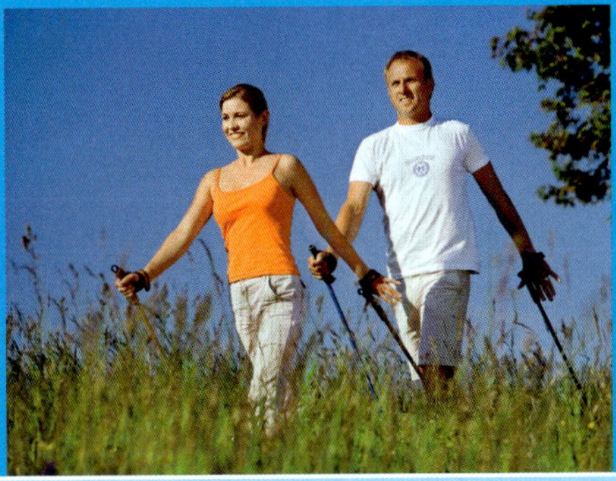

Wandern, Gymnastik, Skilanglauf und speziell Nordic Walking sind ideal, um die Rückenmuskulatur aufzubauen – und eine gesunde Muskulatur ist die beste Vorbeugung gegen frühen Verschleiß der Bandscheiben. Denn Rückenschmerzen müssen nicht sein!

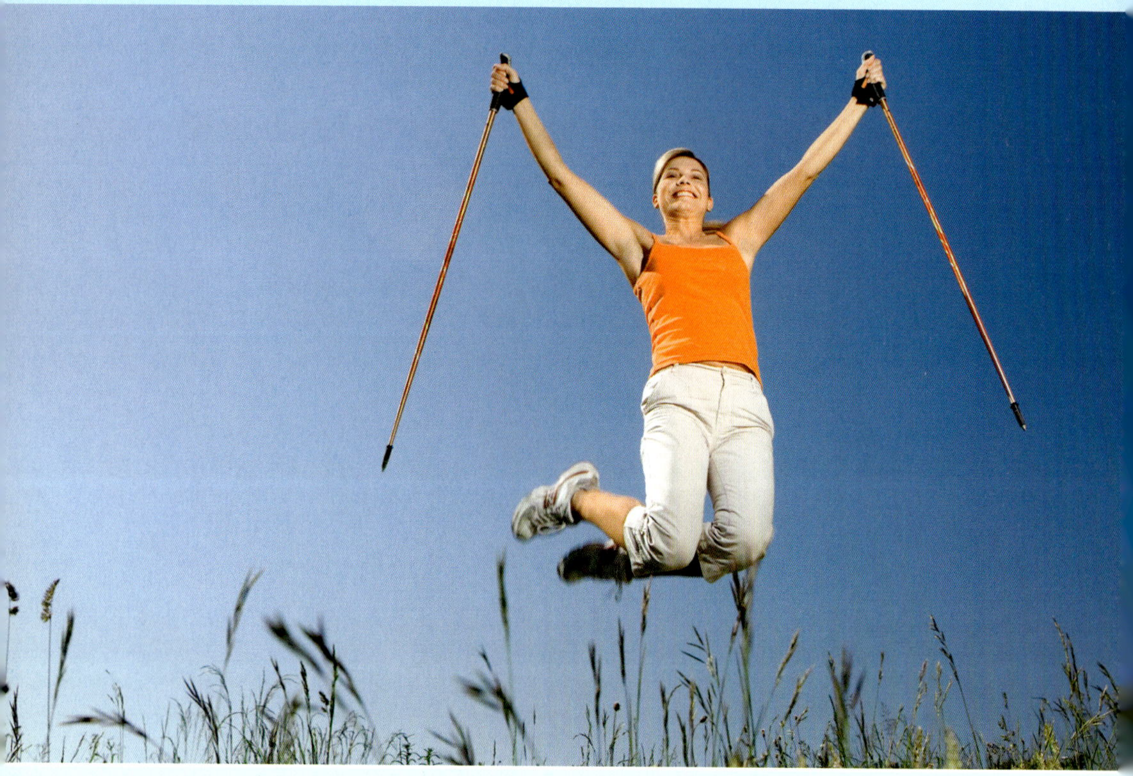

Haltung und Bewegung

Manche Nachlässigkeit in Sachen Bewegung, Fitness, Ernährung, Kondition und richtige Haltung, die bereits in der Jugend beginnt, trifft uns früher oder später oft schmerzhaft. So informieren Muskelverspannungen, Gelenkschmerzen und -verschleiß sowie Bewegungseinschränkungen die Betroffenen unmissverständlich über ihren Körperzustand.

Wenn es im Rücken zwackt, wird es Zeit, seine Lebensgewohnheiten zu ändern. Viele wissen leider noch sehr wenig über die Zusammenhänge zwischen Haltung, Schmerz und Bewegung. Gesundheit beginnt mit dem eigenen Verstehen und mit dem Entschluss, etwas zu ändern.

Wenn Sie in der nächsten Zeit damit beginnen wollen, Ihren Lebensstil zu verändern, denken Sie immer an alle Säulen der Gesundheit: Bewegung, Entspannung und Ernährung.

Über dieses Buch

Dieses Buch widmet sich der leicht nachvollziehbaren Kombination von Bewegung an der frischen Luft und gesunder Aufrichtung des Körpers. Es ist eine praxisnahe Anleitung für ein gesundes Rückentraining in der Natur. Darin liegt die Besonderheit des Buches, denn Rücken- bzw. Körperschule und Übungen für einen gesunden Rücken wurden bisher meist nur als Indoortraining beschrieben.

Als Grundlage wird gezeigt, wie Knochen, Gelenke, Bänder, Muskeln, Gewebe und Gehirn miteinander kommunizieren und zusammenspielen. Auf einfache Weise wird verdeutlicht, wie Bewegung am Beispiel von Nordic Walking den Körper aufrichtet und den Rücken stark für den Alltag macht.

Tipp **TIPP** Tipp

Den Körper wahrnehmen

Wenn Sie an dieser Stelle Ihrem Rücken etwas Gutes tun möchten, legen Sie sich in Bauchlage auf den Boden, das Buch in den Händen und genießen Sie in dieser Position die nächsten Seiten.
Ihre Lendenwirbelsäule erholt sich nun von der Last des Sitzens und des Alltags überhaupt.

Vorteile eines gesunden Rückens

Ein gesunder Rücken macht den Menschen nicht nur attraktiver, sondern auch leistungsfähiger; er kann den zunehmenden Belastungen im täglichen Leben besser standhalten. Außerdem, und dies ist nicht zu unterschätzen, stärkt er das Selbstbewusstsein.
Nordic Walking hilft, eine aufrechte Haltung einzuüben.

Bewegung lohnt sich

Auch wenn vielfach behauptet wird, dass Nordic Walking grundsätzlich gesund für den Rücken sei – nur die richtige Technik führt zum Ziel! Die Anleitung durch qualifizierte Instruktoren ist dafür auf jeden Fall zu empfehlen. Das Buch bietet darüber hinaus viele Anregungen zur Nordic ALFA Technik, die abwechslungsreich und allesamt ideal für den Rücken sind. Des Weiteren wird ein therapeutisches Ergänzungstraining beschrieben, und zwar in Form einer Vielzahl von Kräftigungs-, Mobilisations-, Stabilisierungs- und Dehnübungen. Auch das Thema Entspannung kommt nicht zu kurz!

Die 7 Steps der Aufrichtung geben einen Überblick über die Grundstruktur der aufrechten Haltung beim Gehen, und im Detail werden diese sieben Grundelemente beschrieben und erläutert.
Der Spaß am Ausprobieren und der Nutzen dieses Rückentrainings mit Nordic Walking stehen immer im Mittelpunkt. Bewegung soll sich jedoch nicht nur für die körperliche Gesundheit lohnen, sondern auch die Freude an der Natur und dem gemeinschaftlichen Miteinander in der Gruppe bringen.

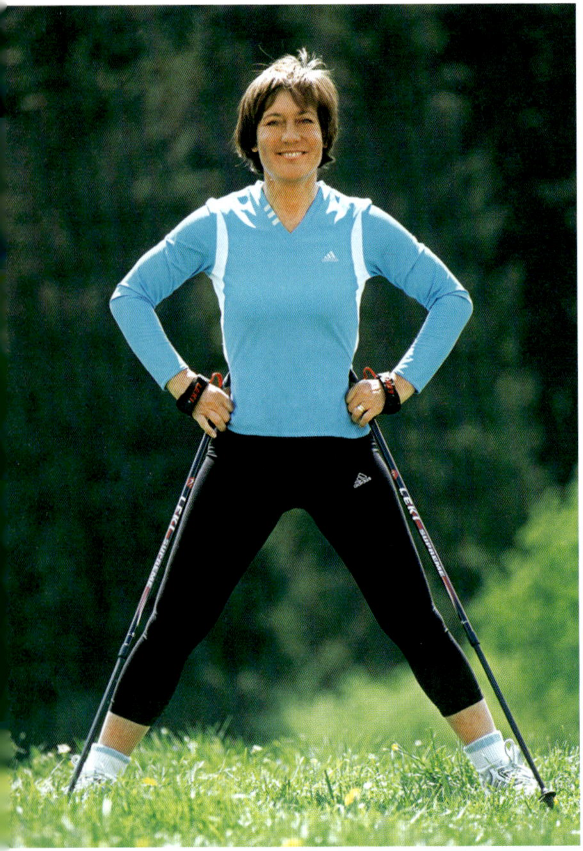

Eine ausgewogene Beanspruchung kräftigt die Rückenmuskulatur

Volkskrankheit Rückenbeschwerden

Krankheiten sind objektiv oder subjektiv empfundene Störungen des Körpers oder des Geistes. Viele Erkrankungen werden durch das Verhalten der Menschen verursacht. Zivilisationskrankheiten wie Übergewicht, Herz-Kreislauf-Erkrankungen, Diabetes Typ II und erhöhter Cholesterinspiegel stellen heutzutage die größte gesundheitliche Gefahr für den Menschen dar.
Auch die Zahl der Menschen mit Rückenbeschwerden ist in den letzten Jahrzehnten gestiegen. Rückenschmerzen betreffen in den Industrienationen fast jeden mindestens einmal im Leben: Bei manchen treten diese nur hin und wieder und vor allem nach starker Belastung auf, andere leiden chronisch darunter. Am häufigsten betroffen sind Menschen zwischen 30 und 50 Jahren. Die Zahl der unter 30-Jährigen nimmt jedoch besonders stark zu. Bei 65 Prozent der Jugendlichen unter 18 Jahren wurden bereits Haltungsschäden unterschiedlicher Ausprägung festgestellt.

Beschwerden an Rücken und Wirbelsäule sind zur Volkskrankheit Nummer eins geworden und damit auch zu einem nicht zu vernachlässigenden Wirtschaftsfaktor: Sie verursachen jährlich 3,7 Millionen Krankschreibungen, die sich auf insgesamt 75,5 Millionen Arbeitsunfähigkeitstage summieren. Im Jahr 1995 waren 18 Prozent aller Berufs- und Erwerbsunfähigkeitsrenten darauf zurückführen. Bei vorsichtiger Schätzung machen die volkswirtschaftlichen Gesamtkosten von Rückenschmerzen somit knapp 15 Milliarden Euro pro Jahr aus.

Diese nüchternen Zahlen belegen die Bedeutung von Rückenschmerzen in unserer Gesellschaft. Das seelische Leid und die Beeinträchtigung der Lebensqualität, die sie verursachen, können durch Zahlen nicht ausgedrückt werden. Körperliche Arbeit, ständiges Sitzen und sportliche Aktivitäten, aber auch falsche Haltung, falsche Bewegungen, Übergewicht oder eine ungeeignete Matratze sind Belastungen, die die Wirbelsäule täglich »er-tragen« muss. Selbst bei Aktionen, die uns als normal erscheinen, wie Stehen oder Heben, ist die Wirbelsäule starken Belastungen ausgesetzt.

Entstehung von Rückenbeschwerden

Schmerzen im Rückenbereich können die unterschiedlichsten Ursachen haben, oft findet sich auch ein Zusammenspiel von verschiedensten Faktoren. Häufige Gründe sind Bewegungsmangel und Verspannungen der Muskulatur durch einseitige Haltung oder Belastung, z. B. bei Menschen, die den ganzen Tag am Schreibtisch sitzen. Auch Verschleißerscheinungen der Bandscheiben, die vor allem mit zunehmendem Alter auftreten, können lästige Schmerzen verursachen.

Weiterhin kommen Rückenprobleme häufig durch falsche Ernährung zustande – Pommes, Döner & Co. locken an jeder Ecke. Der aus dieser ungesunden Ernährung resultierende Vitalstoffmangel führt zu Übersäuerung und schwächt dadurch unseren Körper erheblich.

Darüber hinaus hat die Psyche einen großen Einfluss auf die Stabilität von Rücken und Wirbelsäule: Nicht umsonst sagt man über einen Menschen, der viel Verantwortung hat oder unter Stress leidet, dass er »eine große Last auf den Schultern trägt«.

Rückenschmerzen sind jedoch kein Schicksal, in das man sich fügen muss – im Gegenteil: Jeder Betroffene kann etwas dagegen tun. Noch besser ist es natürlich, wenn man schon präventiv, also bevor Schmerzen auftreten, aktiv wird.

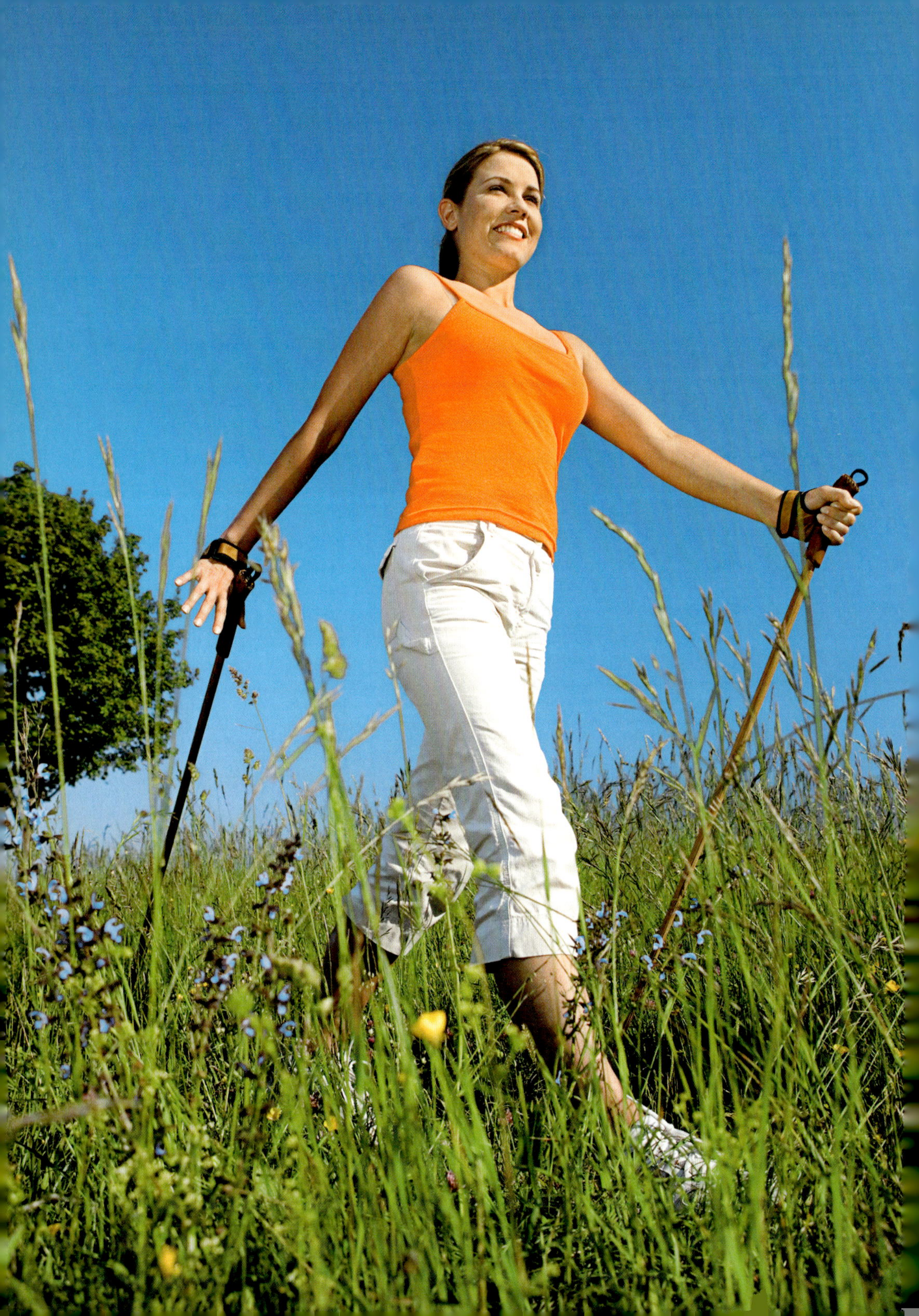

»Sich regen bringt Segen«

Nur eine durch Bewegung trainierte und gesunde Rücken- und Bauchmuskulatur vermag die Wirbelsäule ausreichend zu stützen und ist darüber hinaus die beste Vorbeugung gegen einen vorzeitigen Verschleiß der Bandscheiben. Sie sollten daher versuchen, mehr Bewegung in ihren Alltag zu integrieren: Nehmen Sie öfter mal die Treppe statt den Aufzug, oder laufen Sie zur weiter entfernten Kaffeemaschine im Büro – Ihr Rücken wird es Ihnen danken. Auch regelmäßiger Sport ist sehr wichtig: Spazierengehen, Wandern, Rückengymnastik, Skilanglauf und speziell Nordic Walking sind ideal, um die Rückenmuskulatur aufzubauen und den Stoffwechsel anzuregen.

Bewegung + Ernährung = Wellness

Eine aufrechte Haltung und ein gesunder Rücken brauchen neben der Bewegung auch die entsprechende Ernährung. Nur ein von innen und außen optimal versorgter Körper ist leistungsfähig. Fünf Portionen Obst und Gemüse sollten täglich nach Empfehlung der Deutschen Gesellschaft für Ernährung verzehrt werden – denn frisches Obst, knackiges Gemüse und Hülsenfrüchte sind reich an Vitaminen und Mineralstoffen. Aufgrund ihres Ballaststoffgehaltes können sie sich darüber hinaus positiv auf den Cholesterinspiegel auswirken. Einen ähnlichen Effekt haben Getreideprodukte. Achten Sie ebenfalls auf eine fettarme Ernährung – hier lohnt es sich, etwas genauer auf das Etikett zu schauen, denn in vielen Fleischerzeugnissen, Milchprodukten, Gebäck und Süßwaren sowie in Fast- Food- und Fertigprodukten ist oft verstecktes Fett enthalten. Unerlässlich im Alltag und im Sport ist eine ausreichende Flüssigkeitszufuhr: 1,5 Liter Flüssigkeit pro Tag sollten es schon sein.

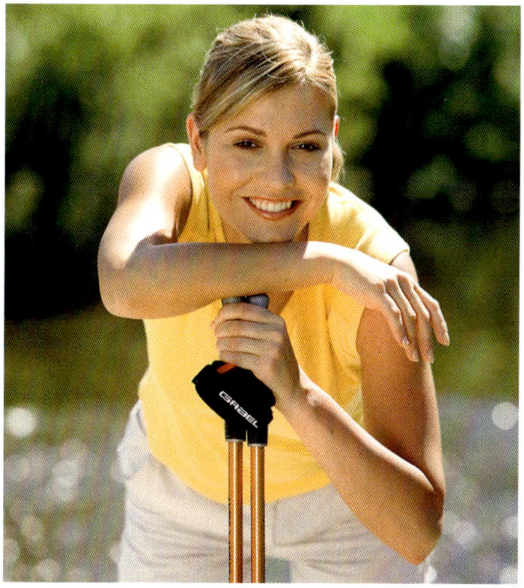

Viel Bewegung und ausreichend Entspannung tun dem Rücken gut

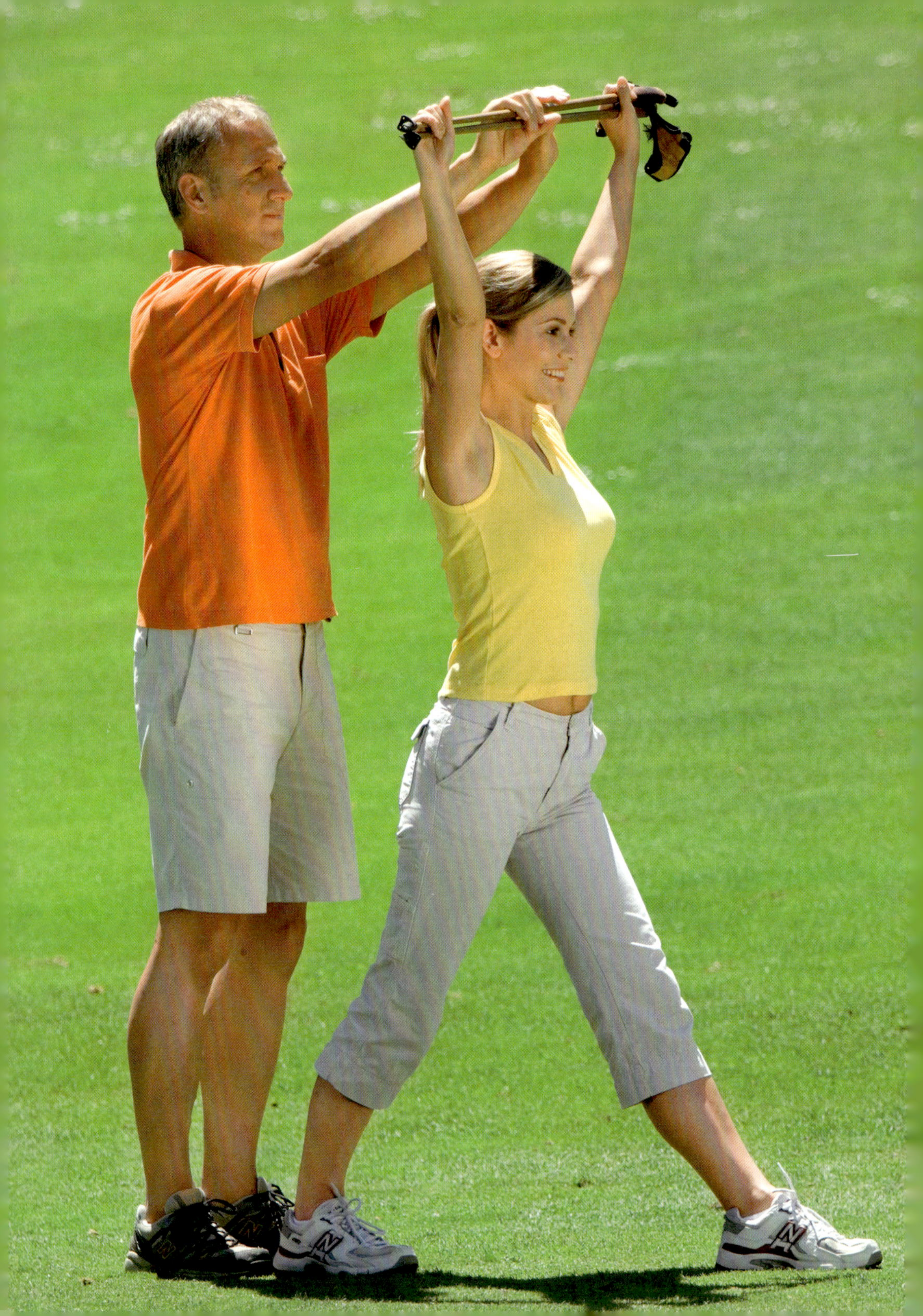

1 Ein Blick auf unsere Anatomie

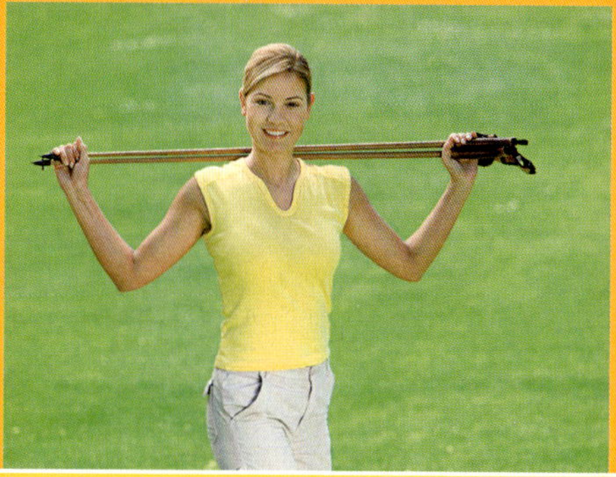

Nordic Walking ist ein perfektes Bewegungskonzept, denn es ist ideal auf das Zusammenspiel der einzelnen Strukturen in unserem wertvollsten Trainingsgerät – dem Körper – abgestimmt. Viel Spaß bei der Reise durch die Wunderwelt Körper!

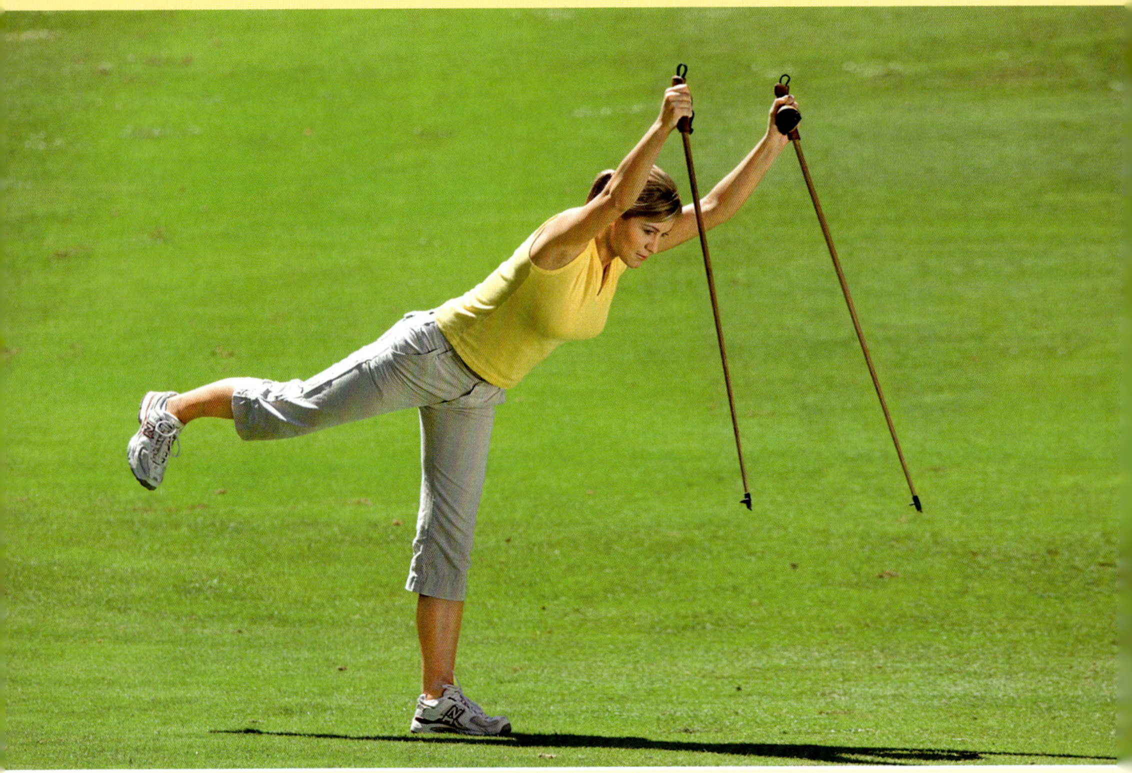

Gesunde Knochen, Gelenke und Organe

Dass wir so vielfältige Bewegungen durchführen können, verdanken wir vor allem unseren Knochen und den durch sie gebildeten Gelenken. Auch schwierige Aufgaben übernimmt dieses »Meisterwerk« spielend. Dabei handelt es sich um wahre Leichtgewichte: Die rund 220 Knochen, die ein erwachsener Mensch hat, machen nur etwa zwölf Prozent des gesamten Körpergewichts aus.

Bei unseren Knochen handelt es sich nicht, wie häufig angenommen, um tote Substanz, sondern um eine lebendige Struktur, in der es einen ständigen Auf- und Abbauprozess gibt. Daher müssen sie auch durch sinnvolle Bewegung, wie Nordic Walking, sowie durch gute Nahrung mit Kalzium und Vitamin D gepflegt werden.

Vielfältige Knochen

Die Knochen haben unterschiedliche Funktionen; die einen bilden eine Schutzhöhle für unsere Organe, andere lassen uns mithilfe der Muskulatur raumgreifende Bewegungen durchführen. Ihre Stabilität erhalten die Knochen vor allem durch das in sie eingelagerte Kalzium. Besonders gute Kalziumlieferanten sind Milch- und Milchprodukte, Grüngemüse, Vollkornprodukte und Nüsse.

Die Größe von Knochen variiert zwischen dem nur einige Millimeter großen Gehörknöchelchen bis zu fast meterlangen Beinknochen. Von außen sind viele Knochen zwar spürbar, aber nicht sichtbar, und deshalb widmet man ihnen oft nicht genügend Aufmerksamkeit.

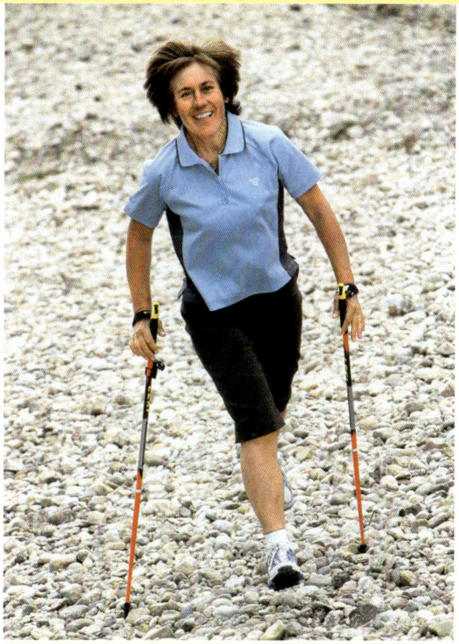

Stabile Knochen sind eine Voraussetzung für Bewegung

Die großen Kalziumspeicher

Die einzelnen Bestandteile des Knochens sind Wasser, organische Stoffe und schließlich anorganische Mineralien: Kalzium (99 Prozent des gesamten Kalziums des Körpers werden im Knochen gespeichert), Phosphor, Magnesium sowie geringe Mengen Eisen, Kalium, Natrium, Chlor und Fluor. Unterschieden werden Röhrenknochen (z.B. Oberschenkel- oder Unterarmknochen), breite oder platte Knochen (z.B. Schulterblätter), kurze (Wirbel- oder Handknochen) und unregelmäßig geformte Knochen (Gesichtsknochen).

Die kompakte Knochenmasse, aus der die dicke äußere Knochenschicht gebildet ist, umgibt den inneren Kern aus Knochenbälkchen, sodass er gut geschützt ist. Die kleinen Knochenbälkchen bilden ein schwammartiges Füllmaterial, das den Knochen stabil macht, ohne dass er schwer wird. Die Knochenhaut, die die harte Knochenrinde von außen umgibt, enthält besondere Zellen, aus denen sich ständig neue Knochenzellen bilden. Das Knochenmark ist in den Hohlräumen der großen Knochen eingelagert.

Gelenke und Knorpel – ein kompaktes Team

Jedes Gelenk ist die komplexe mechanische Verbindung zweier gegeneinander beweglicher Knochen. Es besteht aus den Gelenkflächen, der Gelenkkapsel und dem Gelenkraum.

Die Gelenkflächen sind mit einer glatten Knorpelschicht überzogen. Sie dient als Puffer, da sie in der Lage ist, ihre Form zu verändern und gegen unterschiedlich einwirkende Kräfte standzuhalten.

Das Gelenk wird von der straffen, aus Bindegewebe bestehenden Gelenkkapsel umschlossen, die es mit wichtigen Nährstoffen versorgt und luftdicht abschließt. Zwischen den Gelenkenden ist ein millimetergroßer Gelenkspalt, in dem sich die Gelenkschmiere befindet.

Beweglichkeit und Stabilität

Bekommt ein Gelenk nun Druck durch irgendwelche äußeren Kräfte, findet man unterschiedliche Druckpunkte auf dem Knorpel. Damit es aber nicht immer zu gleichen Druckpunkten kommt, hat die Natur an der Gelenkkapsel feste Bänder installiert, die das Gelenk stabilisieren und den Duck somit so gering wie möglich, aber auch so hoch wie nötig halten.

Wir unterscheiden drei Typen von Gelenken, je nach Zahl der Achsen, auf denen sie Bewegungen zulassen:

- das Scharniergelenk, ein einachsiges Gelenk wie zum Beispiel das Kniegelenk, welches nur in einer Ebene eine Bewegung zulässt,
- das Sattelgelenk, ein zweiachsiges Gelenk, wie das Daumengrundgelenk,
- das Kugelgelenk, ein dreiachsiges Gelenk, wie das der Schulter, das Bewegungen in alle Richtungen zulässt.

Tipp **TIPP** Tipp

Vitamine und Knorpelbau

Gelenke wollen bewegt werden, und Knorpelaufbau und -abbau werden unter anderem durch Hormone und Vitamine gesteuert. So ist Vitamin A für die Reifung des Knorpels wichtig, ohne Vitamin C kann sich die Grundsubstanz nicht bilden und ohne Vitamin D wird nicht genügend Kalk aufgenommen.

Vorsicht, Arthrosegefahr

Die Gelenke in unserem Körper können viele unterschiedliche Bewegungen vollbringen. Diese Fähigkeit kann jedoch

bei Missbrauch durch ständigen Druck auf eine Stelle des Gelenkknorpels zur so genannten Arthrose (Knorpelverschleiß) führen.
Beim Nordic Walking herrscht ein ständiger Wechsel von Belastung und Entlastung und sorgt so für die gleichmäßige Ernährung und die Erhaltung des Gelenkknorpels und für die Beweglichkeit in allen Gelenken.
Knorpelgewebe ist neben dem der Knochen das Stützgewebe des menschlichen Körpers. Seine besonderen Eigenschaften sind Druckelastizität, die Tatsache, dass es sowohl Gewichte tragen als auch das Gleiten von verschiedenen Komponenten gegeneinander ermöglichen kann sowie seine Form gebende Wirkung.

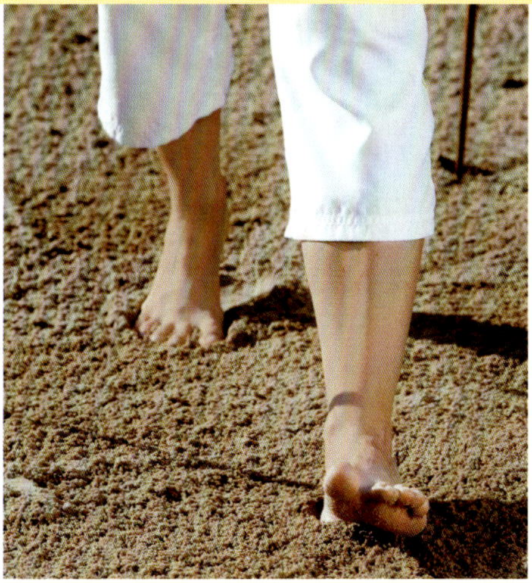

Nordic Walking – Gesunde Belastung für die Knorpel

Daher verfügt unser Körper über drei verschiedene Knorpelgewebe, die in der Hauptsache jeweils für eine dieser besonderen Funktionen zuständig sind.

Drei verschiedene Knorpelgewebe

Hyaliner Knorpel ist die häufigste Knorpelart im menschlichen Körper – besonders während der Entwicklung. So bildet er das embryonale Skelett, das später durch Knochen ersetzt wird. Außerdem kommt er in der Nase und den Luftwegen vor, und dient der Unterfütterung von Gelenken. Diese Knorpelart hat druckelastische Eigenschaften, das heißt, bei Druck verformt sie sich bis zu einem gewissen Grad, dann setzen aber die Abstoßungskräfte dem Vorgang Widerstand entgegen und sorgen dafür, dass das Gewebe wieder in seine Ausgangslage zurückfindet, wenn der Druck nachlässt.
Elastischer Knorpel zeichnet sich durch starke Einlagerung von elastischen Fasern aus. Man findet ihn in den Ohrmuscheln, in der Wand des äußeren Gehörgangs und im Kehlkopfdeckel.
Faserknorpel findet man unter anderem im äußeren Teil der Bandscheiben. Diese sind nach den herrschenden Zug- und Druckbelastungen orientiert; ihr Verlauf ergibt das so genannte »Fischgrätenmuster«.

Wirbelsäule und Bandscheiben

Die Wirbelsäule ist das zentrale Element im Skelettsystem. Sie bildet nicht nur die knöcherne Mitte des Körpers, sie verbindet auch alle anderen Teile des Skeletts miteinander. Bei der Steuerung und Übermittlung von Reizen aus der Umgebung spielen die Wirbelsäule und das in ihrem Inneren liegende Rückenmark ebenfalls eine zentrale Rolle.

Die Einteilung der Wirbel

Von oben nach unten wird die Wirbelsäule in fünf Abschnitte unterteilt: Hals-, Brust-, Lendenwirbelsäule, Kreuzbein und Steißbein. Jeder einzelne Abschnitt setzt sich aus einzelnen Wirbeln zusammen: sieben Halswirbel, zwölf Brustwirbel, fünf Lendenwirbel, fünf Kreuzbeinwirbel, fünf Steißbeinwirbel.

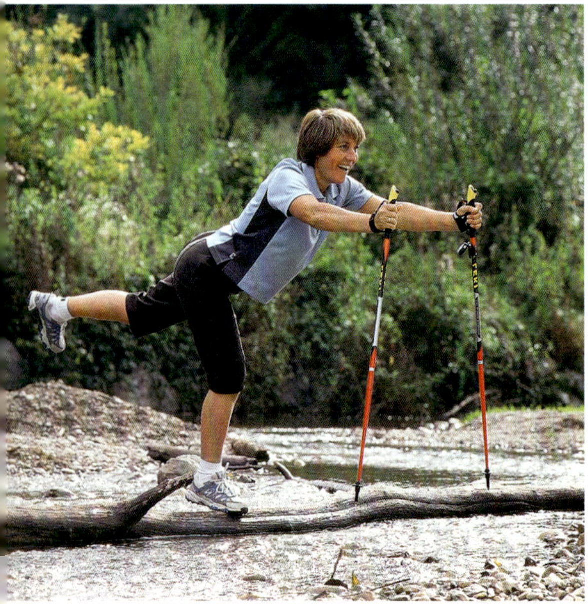

Je vielseitiger die Bewegung, desto gesünder die Bandscheibe

Die Doppel-S-Krümmung

Betrachtet man die Wirbelsäule eines Menschen von der Seite, so fällt auf, dass die einzelnen Wirbelsäulenabschnitte unterschiedlich geformt sind: Die Halswirbelsäule weist eine Biegung nach innen auf, die Brustwirbelsäule wölbt sich nach außen, die Lendenwirbelsäule wieder nach innen und Kreuz- und Steißbein weisen als Einheit wiederum nach außen. So ergibt sich der Eindruck einer doppelt S-förmigen Krümmung.
Diese spezielle Form der menschlichen Wirbelsäule erfüllt den Zweck, Erschütterungen, die bei aufrechtem Gang naturgemäß auftreten, möglichst gering zu halten und besser zu verteilen.
Auf diese Weise wird übrigens auch das empfindliche Gehirn vor größeren Erschütterungen, zum Beispiel beim Laufen, bewahrt.

Die Bedeutung der Bandscheiben

Die einzelnen Wirbelkörper unserer Wirbelsäule sind durch die Bandscheiben, auch Zwischenwirbelscheibchen genannt, und die Wirbelgelenke miteinander verbunden. Während jedoch die Wirbelgelenke ein fester Teil der Wirbelkörper sind, befinden sich die flexiblen Bandscheiben ober- bzw. unterhalb der Wirbelkörper.

Die Bandscheibe ist aus einem äußeren Faserknorpelring und einem wasserreichen Gallertkern aufgebaut. Die gallertige Masse dient vor allem dem Druckausgleich: Sobald Druck auf die Bandscheibe ausgeübt wird, tritt Flüssigkeit aus dem Kern aus und die Bandscheibe flacht ab. Da die Wirbelsäule im Laufe des Tages großen Belastungen ausgesetzt ist, erklärt sich so auch der Größenunterschied eines Menschen vom Morgen zum Abend hin – er kann bis zu 3 cm schrumpfen!

In der Nachtphase saugt sich der Kern jedoch wieder voll und wächst auf seine ursprüngliche Größe zurück. Der Wassergehalt der gallertigen Masse nimmt generell im Laufe des Lebens ab, weshalb viele Menschen im Alter wieder kleiner werden.

Vielseitige Bewegung ernährt die Bandscheibe

Die Bandscheiben sorgen zum einen für die bewegliche Verbindungen der einzelnen Wirbel miteinander, zum anderen dienen sie – wie die Doppel-S-Krümmung der Wirbelsäule – dem Abdämpfen von Stößen. Unterernährte Bandscheiben sind dabei anfälliger für Schädigungen. Doch wie wird die Bandscheibe ernährt?

Sie erhält ihre Nährstoffe nicht durch Blutzufuhr, sondern in erster Linie durch einen Flüssigkeitsaustausch mit den benachbarten Wirbeln. Dieser Ernährungsmechanismus benötigt einen ständigen Wechsel von hohem und niedrigem Druck, der durch regelmäßige Bewegung erreicht werden kann. Je vielseitiger also die Bewegung, desto höher die Nährstoffzufuhr.

Tipp TIPP Tipp

Natürlich aufgerichtet

Beim Nordic Walking ist die Wirbelsäule in ihrer natürlichen aufgerichteten Position. Die sanfte Rotationsbewegung hält die Bandscheiben in Schwung und ernährt sie.

Muskeln und Bänder – unsere Gesundheitsfabrik

Ohne Muskeln keine sichtbare und fühlbare Bewegung – ohne Bänder keine Stabilität.

Der Mensch verfügt über mehr als 400 voneinander abgrenzbare Einzelmuskeln. Sie machen zusammen ungefähr 40 Prozent der Körpermasse aus. Ohne Muskulatur wäre ein Mensch völlig unbeweglich. Daher sorgen lang gestreckte, faserartige Muskelzellen für die Fortbewegung, den Herzschlag und andere lebensnotwendige Funktionen. Das Zusammenziehen der einzelnen Muskelzelle wird durch die Kontraktion der feinen Fasern in ihrem Inneren ermöglicht.

Bei der Muskulatur sind drei verschiedene Grundtypen zu unterscheiden:

- Die glatte Muskulatur befindet sich in den Muskelwänden des Magen-Darm-Trakts, den Bronchien, dem Urogenitaltrakt, den Blutgefäßen und im Auge.
- Die quer gestreifte Muskulatur bildet das gesamte System der Skelettmuskulatur und findet sich weiterhin bei der Zunge, den Muskeln des Kehlkopfes und dem Zwerchfell.
- Das Herzmuskelgewebe ist, wie die glatte Muskulatur, nicht unserem Willen unterworfen, sondern autonom.

Muskel und Sehnen

Betrachtet man einen Muskel als Ganzes, so ist er immer aus mindestens drei verschiedenen Teilen zusammengesetzt, aus der Ursprungssehne, der Ansatzsehne und dem dazwischen liegenden »Muskelbauch«. Sehnen sind die weiß glänzenden Endstücke der Muskeln. Die Sehnen sind am Knochen befestigt und übertragen die Kraft vom Muskel auf das Skelett.

Muskeln sind die Heizung des Körpers

Eine wichtige Funktion der Skelettmuskeln ist der Umsatz von Energie. Schon wenn wir uns nicht bewegen, erfolgt aufgrund des Muskeltonus etwa ein Viertel des Energieumsatzes unseres Körpers durch die Muskulatur. Werden die Muskeln aktiv bewegt, steigert sich der Energieumsatz ganz erheblich. Als »Abfallprodukt« der Muskelarbeit wird durch den Energieumsatz auch Wärme erzeugt.

Diese Wärmeenergie ist für die Kontraktion der Muskeln notwendig und wird dort verbraucht – jedoch nur zu ca. 45 Prozent.
Der »Rest« der Energie steht dem Körper als Körperwärme zur Verfügung, zum Beispiel dann, wenn wir frieren. Das dabei oft auftretende unwillkürliche Zittern ist nichts anderes als kurze Kontraktionen von Muskeln, die dadurch Wärme erzeugen, die den Körper auf Normaltemperatur bringt.

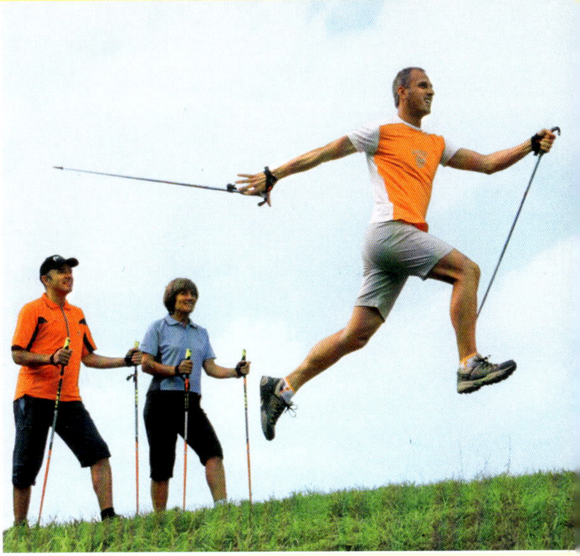

Der Energieumsatz – eine der wichtigsten Funktionen der Muskulatur

Sehnen und Bänder für Schutz und Unterstützung

Bänder sind Verbindungen von Knochen zu Knochen, die helfen, das Gelenk zu stabilisieren und den Bewegungsrahmen funktional sinnvoll einzuschränken. Sie sind strangfömige oder platte Gebilde aus Bindegewebe und im Allgemeinen nur wenig elastisch, das heißt, sie leiern aus oder reißen ganz, wenn sie überdehnt werden. Viele Profisportler – vor allem Fuß- und Handballer sowie Skifahrer – haben schon einmal diese schmerzhafte Erfahrung machen müssen.
Anders als bei den Sehnen (der Verbindung von Muskeln zu Knochen) ist es nicht die Aufgabe der Bänder, aktiv zu bewegen. Manche Bänder, so genannte Führungsbänder, können jedoch eine Bewegung in eine bestimmte Richtung lenken.
Wird das Führungsband durch extreme Bewegungsausmaße überbeansprucht, tritt es auf die Bremse und hält das Gelenk zurück – ein Gelenkstopp tritt auf, der auch deutlich spürbar ist.

Tipp **TIPP** Tipp

Kraftpakete sinnvoll nutzen

Muskeln und Bänder sind wahre Kraftpakete und sorgen für die aufrechte Haltung – sie wollen aber auch regelmäßig bewegt werden. Nordic Walking ist hierfür ideal.

Gewebe und Organe wollen ernährt werden

Als Gewebe bezeichnet man einen Verband von Zellen, die sich in Struktur und Funktion gleichen oder ähnlich sind. Ein Herzmuskel ist zum Beispiel ein Gewebe. Die Zellen des Herzmuskels sind gleichartig aufgebaut und sorgen gemeinsam dafür, dass sich der Herzmuskel zusammenziehen und Blut pumpen kann. Die Gewebe sind die Bestandteile der Organe; ein Organ besteht aus mehreren Geweben. Man könnte vereinfacht sagen, dass das Herz aus Herz-Zellen, die Niere aus Nieren-Zellen besteht usw.

Die Zelle, unser kleinster Baustein

Eine Zelle ist der kleinste Bestandteil eines Lebewesens, der sich selbst am Leben erhalten und sich vermehren kann. Eine einzelne Zelle ist zu klein, um sie mit bloßem Auge zu sehen. Sie wird erst unter dem Mikroskop in mehrfacher Vergrößerung sichtbar.

Wie die Zellen aussehen, hängt von ihrer Funktion ab. Zum Beispiel ist eine Nervenzelle stark verästelt, denn sie ist darauf spezialisiert, von zahlreichen Nachbar-Nervenzellen Signale zu empfangen und weiterzuleiten. Und eine Darmzelle hat eine große Oberfläche, weil sie viele Nährstoffe aus dem Blut in ihr Inneres aufnehmen muss. Das gelingt bei einer großen Oberfläche leichter als bei einer kleinen.

Wir unterscheiden grob folgende Gewebearten:

- Muskelgewebe
- Nervengewebe
- Bindegewebe
- Stützgewebe

Jedes Organ besteht also aus Zellen, die ständig ernährt werden wollen. 45 Vitalstoffe sorgen dafür, vorausgesetzt, wir versorgen unseren Körper täglich in ausreichender Menge mit diesen wichtigen Stoffen.

Auf Herz und Nieren

Unser Herz ist ein besonders wichtiges Organ. Wenn es aufhört zu arbeiten, ist unser Leben zu Ende. Das Herz pumpt das Blut durch unseren Körper. Es hat etwa die Größe einer geballten Faust und ist etwa 300 Gramm schwer. Das Herz ist ein leistungsfähiger Motor, der Blut ohne Pause in Bewegung hält.

Die weichen, schwammartigen Lungen liegen von den Rippen gut geschützt in unserer Brusthöhle. In den Lungen nimmt unser Blut den lebenswichtigen Sauerstoff auf und scheidet das schädliche nicht verwertbare Kohlendioxid wieder aus.

Die Leber ist die größte Drüse des Körpers mit ca. 1,5 Kilogramm Gewicht. Sie ist die Entgiftungsanlage im Körper. Giftstoffe wie Alkohol werden hier unschädlich gemacht. Sie ist mit verantwortlich für die Produktion der für die Verdauung wichtigen Gallenflüssigkeit.

Die Nieren sind unsere Filterstation im Köper. Etwa 15-mal pro Stunde filtern die Nieren unser gesamtes Blut. Wenn die Nieren nicht mehr funktionieren, vergiftet unser Körper.

Etwas über Magen und Darm

Der Magen ist die Vorratskammer und hat im leeren Zustand die Form eines 20 Zentimeter langen Sackes. Hier wird der Speisebrei mithilfe der Magenmuskeln durchgeknetet und mithilfe des Magensaftes weiter zersetzt. Vom Magen gelangt nun die Nahrung in den Dünndarm, einen sechs Meter langen gewundenen Schlauch. Hier wird der Speisebrei mit verschiedenen Verdauungssäften und Wasser vermischt. In dieser »Chemiefabrik« spalten die Verdauungssäfte der Bauchspeicheldrüse und des Dünndarms den Speisebrei in kleinste Bausteine auf. Die Blutgefäße, die den Dünndarm durchlaufen, nehmen nur die Nährstoffe auf, die der Körper braucht.

Dem, was dann noch übrig bleibt, wird im etwa 1,5 Meter langen Dickdarm Wasser entzogen, sodass allmählich das Endprodukt dieses Vorgangs entsteht.

Aus dem Gesagten wird deutlich, dass wir maßgeblich von unseren Organen abhängig sind und nur als Ganzes funktionieren.

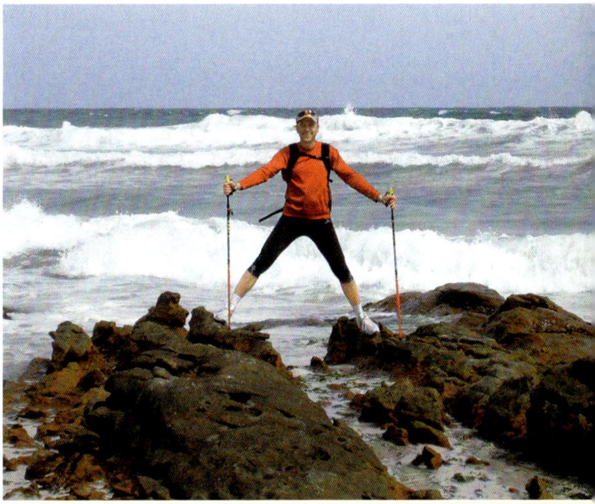

Die verschiedenen Organe des Körpers sind perfekt aufeinander abgestimmt.

Gehirn und Nerven – ein präzises Zusammenspiel

Das menschliche Gehirn ist die Steuerzentrale des gesamten Körpers. Hier laufen die Informationen aus dem Körper und der Umwelt zusammen und werden zu Reaktionen verarbeitet. Das Gehirn ist eines der aktivsten Organe des Körpers. Es verbraucht einen großen Teil der Glukose allein, um ATP (Energie) herzustellen. 20 Prozent des Blutes werden vom Herz durch das Gehirn gepumpt.

Das Gehirn ist auf Sauerstoff angewiesen

Wird die Versorgung des Gehirns mit sauerstoffgesättigtem Blut auch nur für zehn Sekunden unterbrochen, verlieren wir das Bewusstsein; ein Sauerstoffmangel über diesen Zeitraum hinaus kann schwere Hirnschäden nach sich ziehen. Das Gehirn des Menschen hat ein mittleres Gewicht von 1245 Gramm (Frauen), bzw. 1375 Gramm (Männer). Zwischen Größe und Intelligenz besteht allerdings kein Zusammenhang.

Ein Teil des zentralen Nervensystems

Das menschliche Gehirn besteht aus ungefähr zehn Milliarden Nervenzellen, die untereinander verknüpft sind und gemeinsam alle geistigen Funktionen steuern. Das Gehirn ist die Steuerzentrale für Bewegungen, Schlaf, Hunger, Durst und praktisch alle anderen Lebensfunktionen, ohne die der Organismus nicht existieren kann. Hier entstehen alle menschlichen Gefühle wie Liebe, Hass, Angst, Freude und Trauer. Außerdem empfängt und interpretiert das Gehirn die unzähligen Signale, die es über die Nerven pausenlos von anderen Körperteilen und aus der Umgebung erhält.

Wie das Rückenmark ist auch das Gehirn vollständig von Knochen umgeben, dem Schädel. Im Gehirnschädel gibt es mehrere Öffnungen, die den Durchtritt der großen Arterien und Venen und der Gehirnnerven ermöglichen.

Tipp TIPP Tipp

Nordic Walking fürs Gehirn

Durch die Kreuzkoordination beim Nordic Walking aktiviert man beide Hirnhälften. Geistige Frische ist vorprogrammiert!

Großhirn und Kleinhirn

Das Großhirn, der größte Teil des menschlichen Gehirns, macht etwa 85 Prozent der gesamten Gehirnmasse aus. Es ist in zwei Hälften geteilt, wobei die rechte Seite der Sitz von Emotionen, Kreativität, Fantasie und Körpersprache ist, und die linke Hirnhälfte für alles »Rationale«, also logisches Denken, Lesen und Analysieren, zuständig ist.
Das Kleinhirn, welches etwas unterhalb des Großhirns liegt, ist unsere motorische Steuerzentrale. Es dient unter anderem der Aufrechterhaltung des Muskeltonus und ist für die komplizierte Koordination der gesamten Muskelbewegungen zuständig. Dabei steuert es sowohl unbewusste Muskelbewegungen, wie die Aufrechterhaltung des Gleichgewichts als auch willentliche Muskelanspannungen wie das Treten eines Fußballes, das Heben einer Last oder Nordic Walking.
Außerdem ist es die Zentrale des Hormonsystems, kontrolliert die ph-Werte, Körpertemperatur und Blutdruck und ist Verbindungsstelle zu den anderen Gehirnzentren.

Das Nervensystem als Netzwerk

Der Körper hat ein kompliziertes Nervensystem. Die Verarbeitung der Informationen erfolgt im so genannten zentralen Nervensystem, bestehend aus Gehirn und Rückenmark. Die Nerven, die von den Sinneszellen Informationen zum Gehirn und Rückenmark leiten, heißen sensorische, diejenigen, die von dort Befehle an die Muskeln weiterleiten, motorische Nerven. Beide zusammen bilden das periphere Nervensystem. Alle Nervenzellen haben zwar dieselbe Grundstruktur wie die übrigen Körperzellen, sind aber spezialisierte Zellen, die für die Reizaufnahme sowie die Weitergabe und Verarbeitung von Nervenimpulsen (Erregungen) zuständig sind.

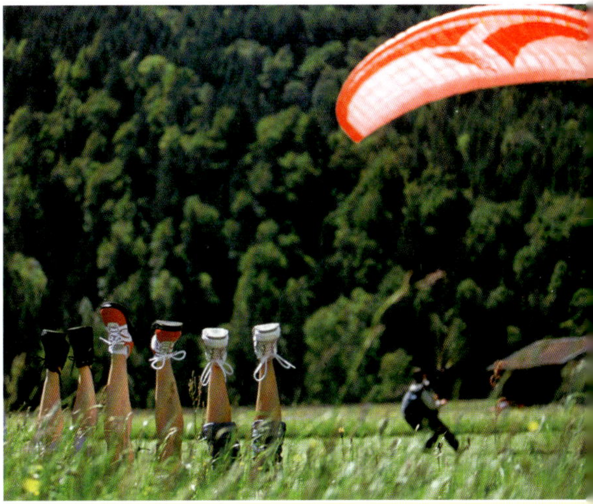

Hirn und Rückenmark bilden das zentrale Nervensystem.

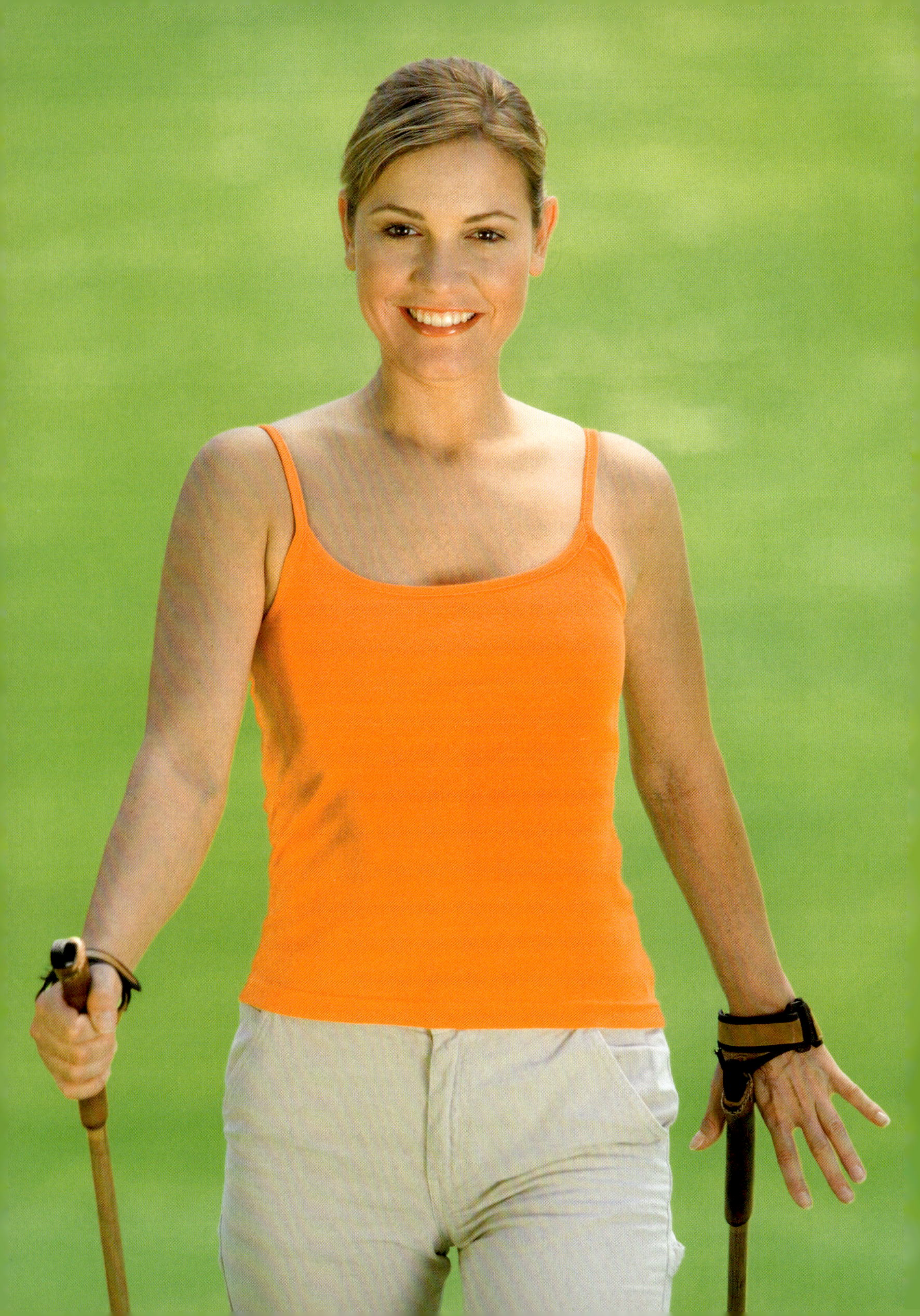

2 Die Entwicklung der aufrechten Haltung

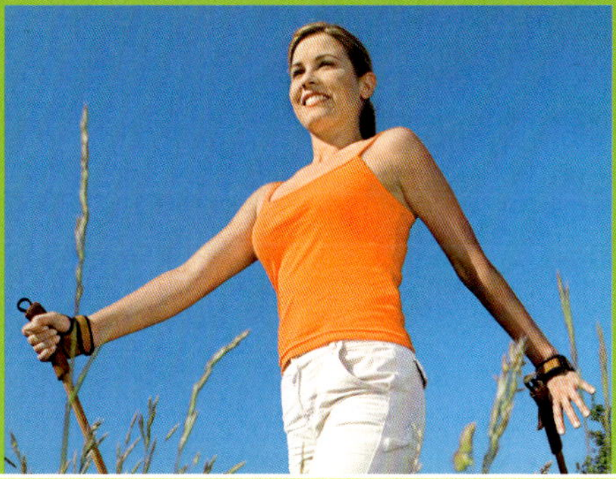

Das Leben auf der Erde begann im Wasser. Für die »Eroberung« festen Bodens reichten zunächst das Robben und das Krabbeln, die Weiterentwicklung erforderte jedoch ein Skelett. Zwar gibt es auch unter den Fischen Wirbeltiere, der »aufrechte Gang« ist ihnen jedoch fremd (weil unmöglich und unnötig).

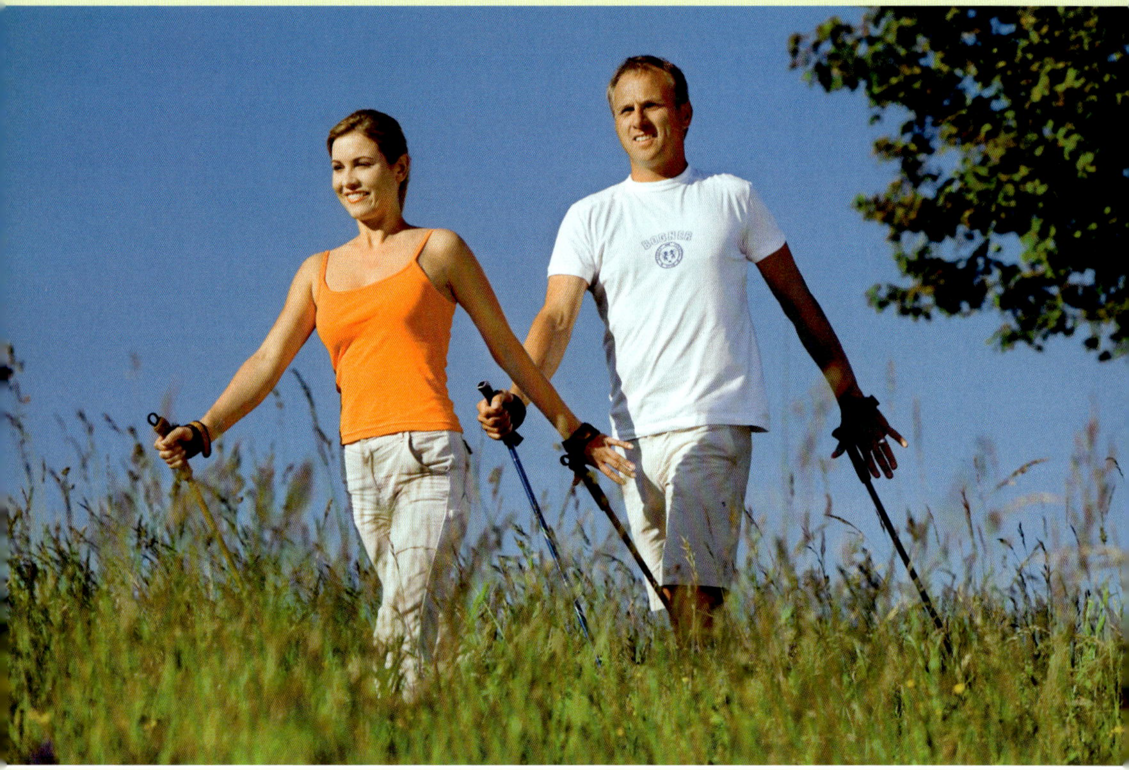

Ein wichtiges Stück Menschheitsgeschichte

Damit aus den Vierbeinern Zweibeiner werden konnten, waren entscheidende Veränderungen an zwei »Scharnieren« notwendig: am Übergang zwischen Schädel und Halswirbelsäule und am Übergang zwischen Lendenwirbelsäule und Kreuzbein.

Da diese Veränderungen erst wenige Millionen Jahre alt sind, ist es der Natur noch nicht gelungen, diese Scharniere hinreichend stabil zu gestalten. Die Folge ist, dass gerade im Bereich der Hals- und der Lendenwirbelsäule Instabilitäten und Bandscheibendegenerationen sehr häufig sind. Das scheint der Preis zu sein, den der Mensch für den aufrechten Gang zahlen muss. Ein spannendes Thema, das deutlich mehr als nur ein paar Seiten füllen könnte.

Was aber ist die aufrechte Haltung?

Meist wird darunter verstanden, im Lot zu stehen. Das heißt, vor und hinter einer gedachten seitlichen Linie, die durch Kopf, Brustkorb, Becken, Knie und Fuß geht, sollte sich bei einem aufrecht stehenden Menschen annähernd das gleiche Körpervolumen befinden.

Aller Anfang ist schwer

Unser Körper wird durch das feine Wechselspiel zwischen Rücken- und Bauchmuskulatur in einer aufrechten Haltung stabilisiert. Dieses reguliert das aktive Ausbalancieren des Rumpfes auf unseren beiden Standsäulen, den Beinen – egal, ob wir stehen, gehen oder kompliziertere Bewegungen machen. Am Anfang kann es sich erst merkwürdig und neu anfühlen, aufrecht zu stehen, doch Sie werden schon nach kurzer Zeit feststellen, dass diese Position zur Gewohnheit geworden ist und dass es sich viel besser anfühlt, aufrecht durch Leben zu gehen. Kopf, Seele und Bauch kommen dabei in Einklang; man sieht attraktiver aus und fühlt sich auch so – dies werden Sie schnell an den Reaktionen der Umwelt merken. Darüber hinaus stärkt eine aufrechte Haltung das Selbstbewusstsein.

Tipp **TIPP** Tipp

Machen Sie den Test

Halten Sie ein Band, an dem unten ein Gewicht hängt, seitlich mit Abstand an das Ohr einer Person, die Sie bitten, »aufrecht« zu stehen. Wenn nun das Gewicht auf Höhe des Außenknöchels hängt, befindet der Mensch sich im Lot. Herzlichen Glückwunsch, wenn auch Sie zu den wenigen Menschen gehören, die wirklich aufrecht stehen.

Aufrichtung von Fuß bis Kopf

Stellen Sie sich vor, Sie haben eine Murmel auf dem Kopf, spannen Sie Bauch und Po an, lassen Sie Ihre Schulterblätter »knutschen«, stecken Sie die Hände in die Hosentaschen und machen Sie sich lang – das ist eine aufrechte Haltung.

Voraussetzungen für die Aufrichtung

Voraussetzungen für den aufrechten Stand sind ein intakter aktiver und passiver Bewegungsapparat sowie ein funktionierendes Nervensystem und einwandfreie neuromuskuläre Verbindungen. Aufrechte Haltung und Bewegung erfordern minimale Anstrengung. Die Belastung von Gelenken und Gewebe wird minimiert und dadurch bedingte Schmerzen werden drastisch vermindert.

Die Rückenmuskulatur schafft das Gegengewicht zur Schwerkraft. Ohne sie würde der Mensch ständig durch das Gewicht von Brustkorb und Organen nach vorn kippen. Im Rücken und seitlich davon liegen mehrere Muskelschichten übereinander. Sie bilden ein kräftigendes Korsett für das Rückgrat, das die Bandscheiben entlastet. Zu schwache oder verspannte Muskeln führen dagegen zu Schonhaltungen, die die Bandscheiben stark beanspruchen.

Oft unterschätzt: Auch die Bauchmuskeln stützen den Rücken. Gut trainierte Bauchmuskeln vermindern zudem den Druck auf die Bandscheiben. Vor allem beim Heben schwerer Lasten helfen die Kraftpakete auf der Rumpfvorderseite: Wer einatmet und die Bauchmuskulatur anspannt, bevor er eine schwere Last hebt, reduziert den Druck, der auf den Bandscheiben lastet, um bis zu 50 Prozent.

Bewegung ist das Erfolgsrezept der Natur zur persönlichen Gesundheitsförderung. Die Medaille hat jedoch eine Kehrseite: Anatomisch falsche Bewegung führt zu chronischen Überlastungsschäden – und dies nicht nur beim Leistungssportler. Bereits unscheinbare Fehlbelastungen im Alltag können zu chronischen Überlastungssymptomen wie Muskelverspannung, Schmerz, Bewegungseinschränkung und verfrühter Abnutzung führen.

Die Alternative heißt Nordic Walking

Begeben Sie sich in die kompetenten und qualifizierten Hände eines DNV Nordic Walking Instruktors. Er/sie wird Ihnen hilfreich zur Seite stehen; mit Übungen zur Kräftigung, Stabilisation und bei der Verbesserung Ihrer 7 koordinativen Fähigkeiten, welche wir alle für ein aufrechtes Gangbild benötigen. Nordic Walking ist mehr als nur Gehen an Stöcken – es gibt Ihnen allein durch die Aufrichtung ein neues Lebensgefühl, schafft Platz für alle Organe und lässt Sie wieder frei durchatmen.

Bewegungsmangel muss nicht sein

Durch Bewegungsmangel und einseitige Körperhaltungen verursachte Abweichungen der Wirbelsäule können nach kurzer Zeit als normal empfunden werden. Liegen keine Beschwerden vor, spricht man von einer Haltungsschwäche. Führt die fehlerhafte Statik der Wirbelsäule zu Schmerzen, so liegt ein Haltungsschaden vor. Durch den westlichen Lebensstil (z.B. überwiegend sitzende Tätigkeiten und Freizeitbeschäftigungen) kommt es meist zu einer Abschwächung der Bauchmuskulatur und Verkürzung der Rückenmuskulatur. Die Folge sind häufig ein Rundrücken und ein funktionelles Hohlkreuz. Bei Haltungsschwäche und -schaden ist die Statik der Wirbelsäule jedoch aktiv korrigierbar, z.B. durch Krankengymnastik und Nordic-Walking-Rückenschule.
Schlechte Haltung ist keineswegs nur ein belangloser kosmetischer Mangel, sondern führt zu anhaltender Leistungsminderung im Schul- und Berufsleben. Durch mangelnde Aufrichtung kommt es zu einer Verkleinerung des Brustkorbumfanges, was die Atemfunktion einschränkt. Die Sauerstoffversorgung wird schlechter, der gesamte Körper hat weniger Energie, man leistet weniger und hat weniger Lust am Leben.

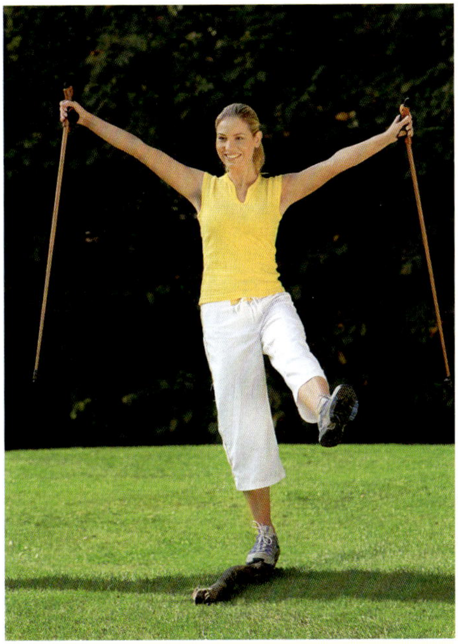

Ausreichende Bewegung ist das Erfolgsrezept der Natur

Beim Nordic Walking kommt es durch den richtigen Stockeinsatz zur Aktivierung und Kräftigung fast aller Muskeln, vor allem auch der Rückenmuskeln und der Muskeln, die die aufrechte Haltung stabilisieren und kräftigen.
An der Aufrichtung der Wirbelsäule sind nämlich viele Muskelgruppen von Fuß bis Kopf beteiligt. Um den Körper gegen die Schwerkraft aufzurichten, verbrauchen die Muskeln Energie. Sie können daher ermüden. Wenn Sie mit einem Nordic-Walking-Kurs beginnen, wird Ihr Körper Schritt für Schritt mit steigender Ausdauer ans Ziel gebracht.

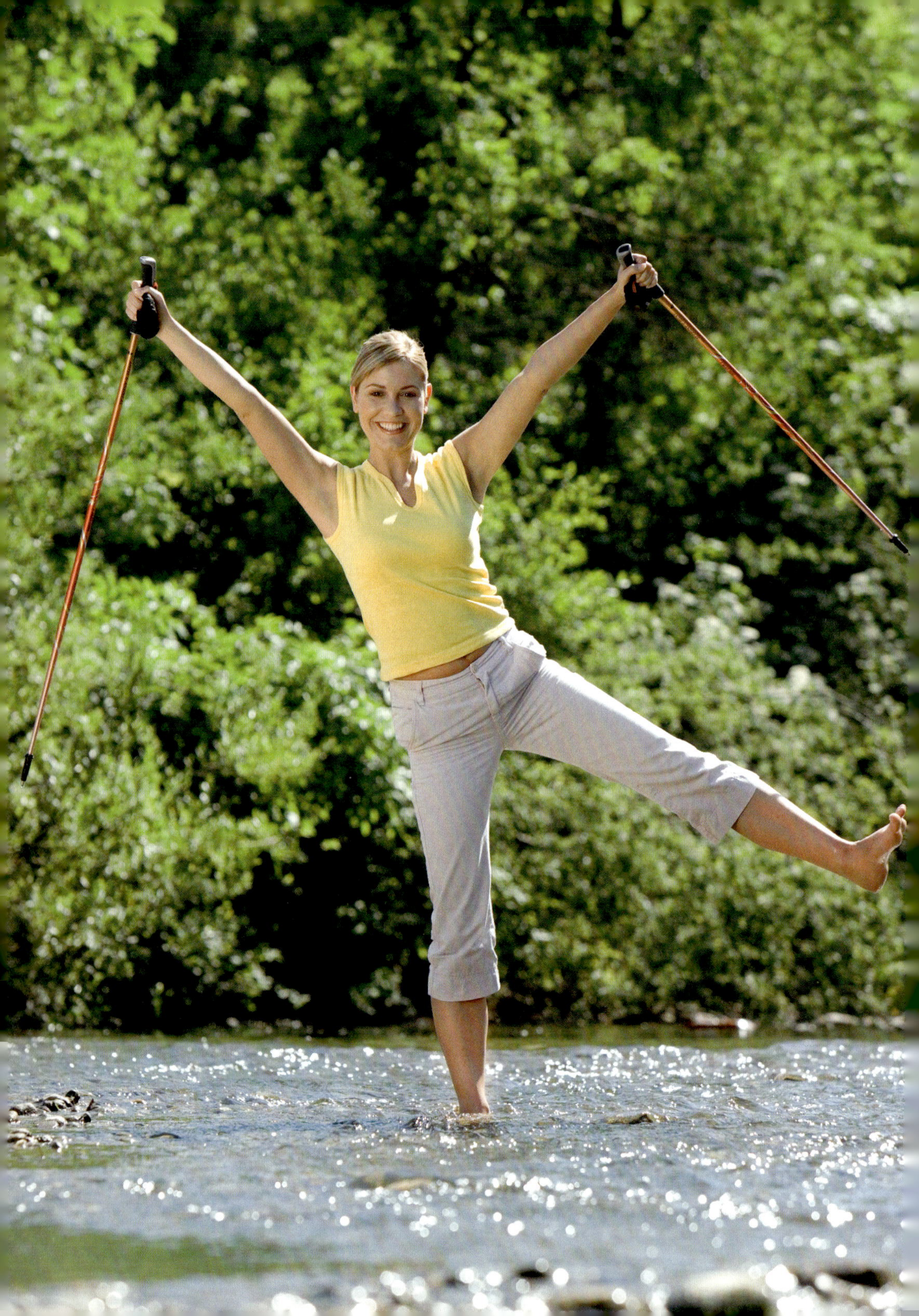

Haltung: Spiel der Bewegungen mit dem Gleichgewicht

Rund 220 Knochen wollen sich gut aufgehoben fühlen und täglich bewegt werden. Damit dies auch möglich ist, haben wir Muskeln, Sehnen und Bänder. Alle zusammen bewegen uns und halten uns auch gegen die Schwerkraft aufrecht. Ziel ist es, unseren Körper funktionell und physiologisch zu »belasten«. Nur unter ständigem Wechsel von Be-und Entlastung bauen sich unsere Knorpel, Knochen und Bandscheiben immer wieder neu auf und werden ernährt. Ein weiteres Ziel ist es, die Wirbelsäule in ihrer physiologischen Form zu halten. Die Wirbelsäule und der gesamte Körper sollten aufrecht sein und sich einfach gut anfühlen.
Welche Muskelgruppen sollten nun besonders trainiert werden? Für die Haltung verantwortlich sind Rückenmuskulatur, Gesäß- und Bauchmuskulatur, Muskeln des Schultergürtels und die Brustmuskeln. Werden sie angespannt, richtet sich der Körper voll auf, erschlaffen sie, nimmt der Körper eine Ruhehaltung ein.
Ebenso spielt auch unsere gesamte Bein- und Beckenmuskulatur eine wesentliche Rolle. Sie stabilisiert unser Fundament und gibt uns Sicherheit.
Alle diese Muskeln greifen in einem ausgeklügelten Mechanismus wie Ketten und Schlingen ineinander und »schrauben« uns in 7 Stufen von Fuß nach Kopf förmlich nach oben zum Himmel.

Der Körper in Balance

Vielfältige Einflüsse können im Laufe des Lebens den Körper aus dem Gleichgewicht bringen: Verletzungen, Krankheiten, traumatische Erlebnisse, ungesunde Schuhe und Stühle, sozio-kulturell oder familiär bedingt angewöhnte Haltungs- und Bewegungsformen, ein ungünstiger Gebrauch des Körpers in Sport und Arbeit usw. Unter dem ständigen Wirken der Schwerkraft überlagern und kombinieren sich alle diese Einflüsse im Laufe des Lebens zu Fehlhaltungen und strukturellen Veränderungen. Jeder kann diesen Kreislauf unterbrechen: durch aktives Nordic Walking, eine Änderung der Lebensweise, die richtige Ernährung und ausreichend Entspannung.
In Kapitel 4 wird näher auf die 7 Stufen eingegangen. Sie werden detailliert beschrieben und erklärt. Es geht um Sensibilisierung für das Erfühlen und Erleben der aufrichtenden Muskulatur. Zur leicht verständlichen Vermittlung arbeiten wir nach dem »KISS«-Prinzip: »Keep it sweet and simple«.

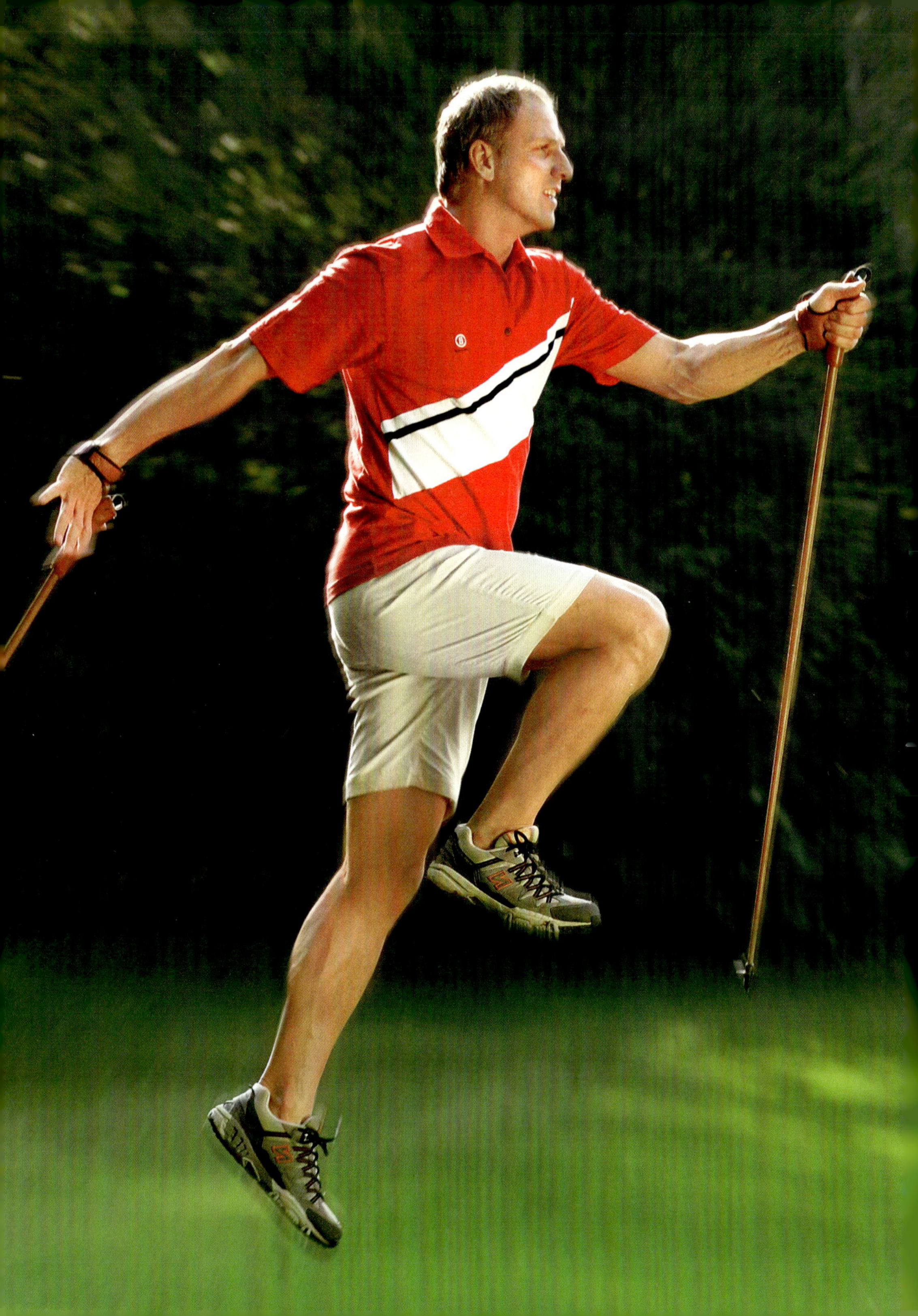

3 Die Nordic ALFA Technik zur Rückenstärkung

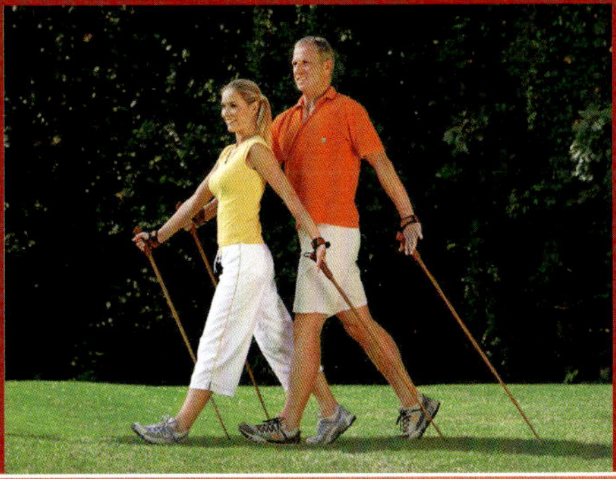

Die Nordic »ALFA« Technik umfasst die Bewegungsmerkmale, die die Voraussetzung für eine funktionelle Nordic-Walking-Technik sind. Mit den von ihr geschaffenen Grundlagen steht einem rückenstärkenden Nordic Walking nichts mehr im Wege.

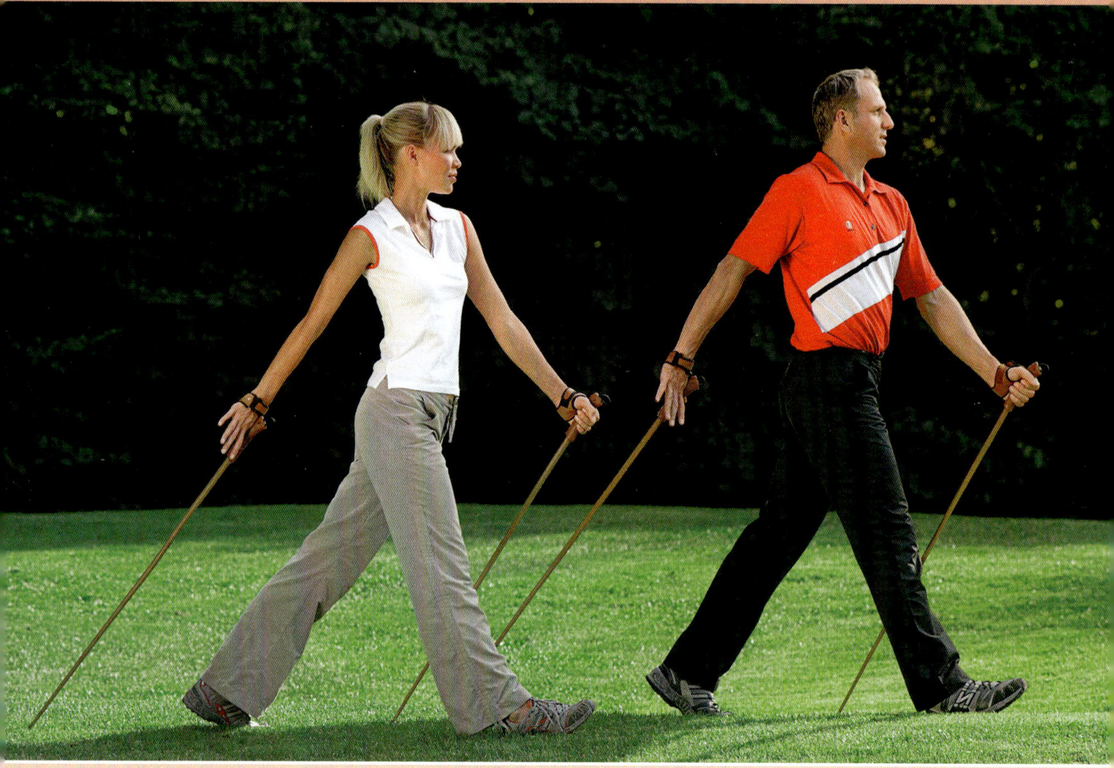

Die 7-Step-Methode

In sieben Schritten zum Erfolg – Die 7-Step-Methode schafft die Möglichkeit für einen erfolgreichen Einstieg ins Nordic Walking. Dieses methodische Konzept wird seit 2003 im DNV erfolgreich ein- und umgesetzt, um dem Lernenden eine einfache Struktur mit auf seinen Nordic-Walking-Weg zu geben. Die Erfahrungswerte aus vielen Trainingseinheiten sind in das Konzept mit eingeflossen.

Die Mehrzahl der sieben Schritte vermittelt erste Erfahrungen mit der Nordic ALFA Technik, wobei dem Aufrichten ein besonderer Stellenwert zukommt.

ALFA steht für ...

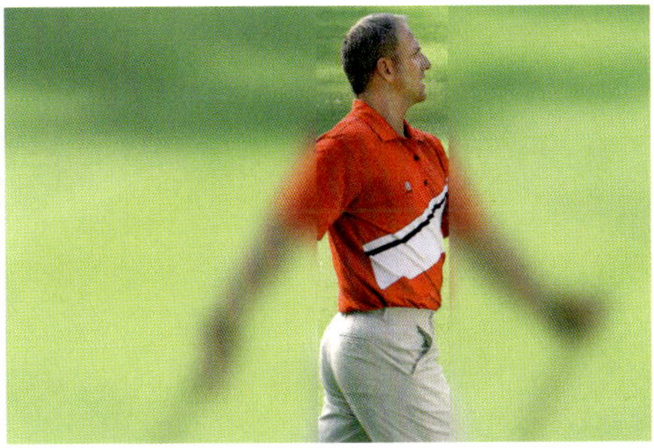

Aufrechte Körperhaltung

Ziel ist die Aufrichtung der Wirbelsäule für ein rückenfreundliches Gehen. Die aufrechte Haltung ist beim Nordic Walking sehr wichtig, denn sie ist die Voraussetzung für einen optimalen Stockeinsatz und der damit verbundenen Schubbewegung.

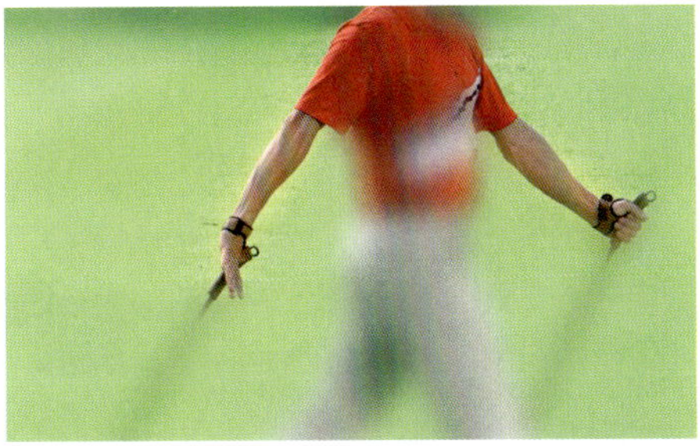

Langer Arm

Erfolgen sowohl die Schwung- als auch die Schubphase mit langem Arm, ergeben sich nicht nur viele gesundheitliche Vorteile, sondern auch eine effektivere Technik mit mehr Muskeleinsatz. Der lange Arm unterstützt außerdem die funktionelle Rotation der Schulterachse gegen die Beckenachse.

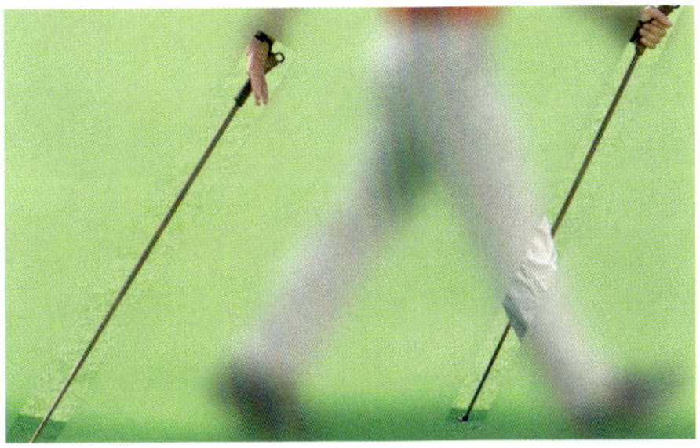

Flacher Stock

Zur effektiven Nutzung muss der Stock bei langem Arm einen bestimmten Winkel zum Boden (ca. 55–65 Grad) einnehmen.
Falsch wäre ein zu steiler, fast senkrecht (ca. 90 Grad) eingesetzter Stock. In der Übergangsphase haben hinteres Bein, vorderer und hinter Stock den gleichen Winkel.

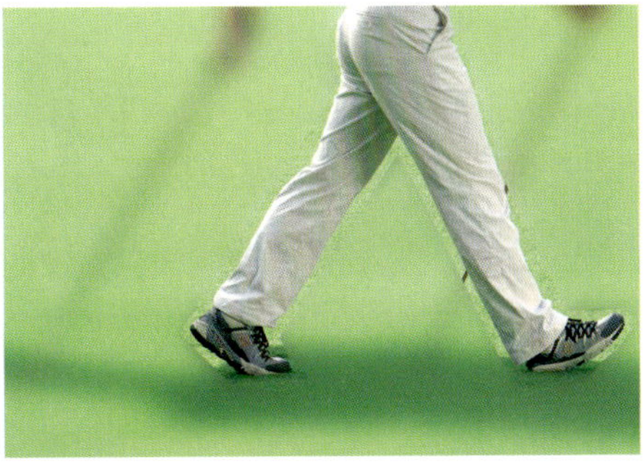

Angepasste Schrittlänge

Beim Nordic Walking macht man nicht »große« oder »kleine«, sondern angepasste Schritte – das heißt angepasst an den Umfang der Schubbewegung, die Geländeform und an das individuelle Bewegungsausmaß. So ergeben sich beispielsweise beim Nordic Walking bergauf und bergab andere Schrittlängen als in der Ebene.

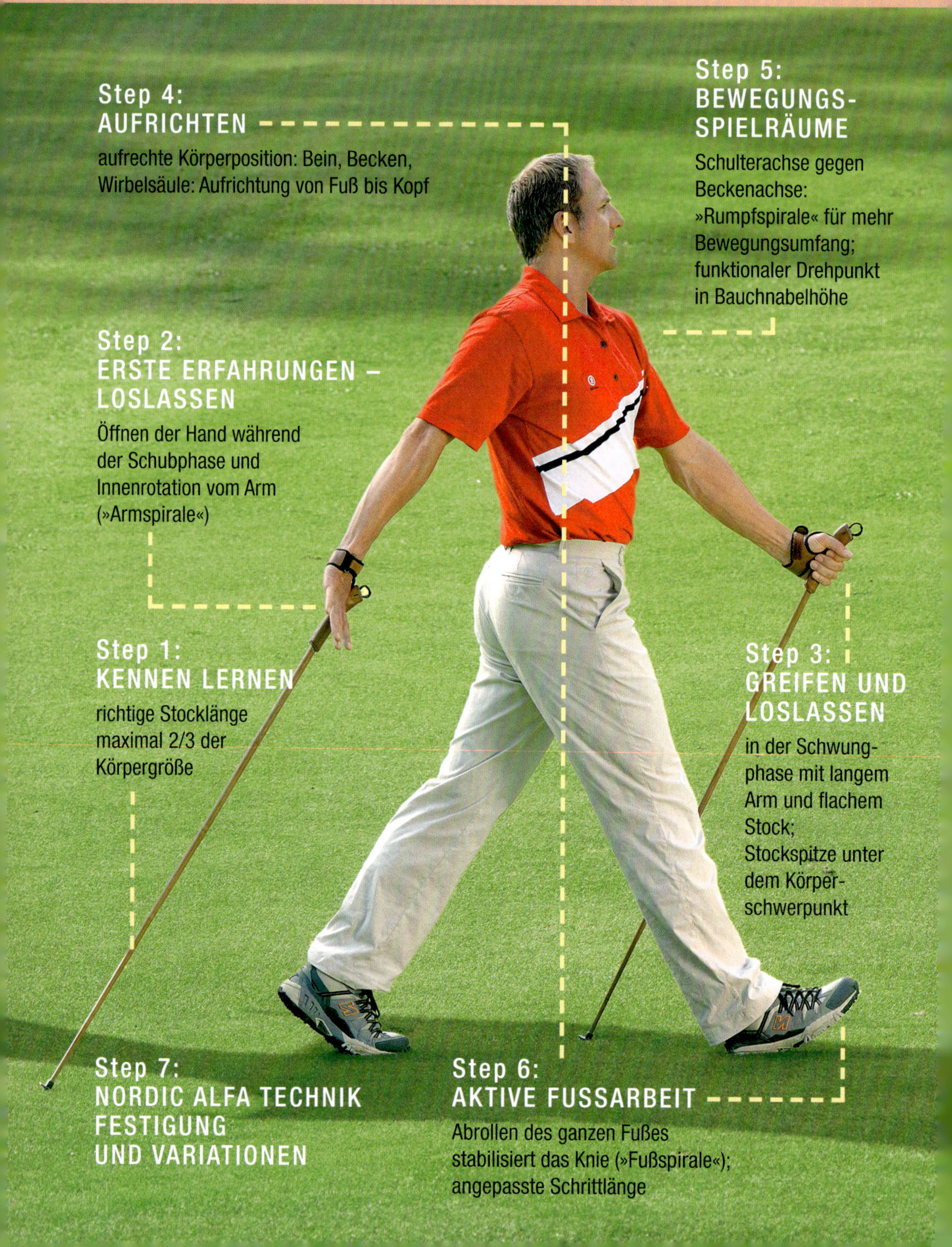

Step 4: AUFRICHTEN

aufrechte Körperposition: Bein, Becken, Wirbelsäule: Aufrichtung von Fuß bis Kopf

Step 5: BEWEGUNGSSPIELRÄUME

Schulterachse gegen Beckenachse: »Rumpfspirale« für mehr Bewegungsumfang; funktionaler Drehpunkt in Bauchnabelhöhe

Step 2: ERSTE ERFAHRUNGEN – LOSLASSEN

Öffnen der Hand während der Schubphase und Innenrotation vom Arm (»Armspirale«)

Step 1: KENNEN LERNEN

richtige Stocklänge maximal 2/3 der Körpergröße

Step 3: GREIFEN UND LOSLASSEN

in der Schwungphase mit langem Arm und flachem Stock; Stockspitze unter dem Körperschwerpunkt

Step 7: NORDIC ALFA TECHNIK FESTIGUNG UND VARIATIONEN

Step 6: AKTIVE FUSSARBEIT

Abrollen des ganzen Fußes stabilisiert das Knie (»Fußspirale«); angepasste Schrittlänge

Lernziele

Jeder Lernschritt lenkt die Aufmerksamkeit auf ein bestimmtes Ziel. Die ersten beiden schaffen Voraussetzungen, die Lernschritte 3 bis 6 konzentrieren sich auf einzelne Schwerpunkte der Nordic ALFA Technik. Der siebte hat die Aufgabe, die einzelnen Elemente zusammenzufügen und über Variationen zu festigen.

Die sieben Schritte

Step 1 »Kennen lernen« ist das Rendezvous mit Nordic Walking. Ziele des Einstiegs sind die richtige Materialabstimmung (Stocklänge!) und die Unterscheidung von Nordic Walking von anderen Fortbewegungsmöglichkeiten mit Stöcken. Es geht auch um ein Sich-bekannt-Machen in der Gruppe und um Sicherheits- und Verhaltensregeln beim Nordic Walking.

In **Step 2** geht es um die ersten Erfahrungen mit der Nordic ALFA Technik. Durch das Loslassen der Stöcke und das Gehen mit geöffneten Händen werden die Grundlagen für den langen Arm und flachen Stock bei aufgerichtetem Rumpf gelegt.

Bei **Step 3** liegt das Augenmerk auf dem rhythmischen Wechsel zwischen Greifen und Loslassen. Ziele dieser aktiven Armarbeit sind der kontrollierte Stockeinsatz und raumgreifende Bewegungen mit langem Arm.

»Kopf hoch« heißt es in **Step 4**. Hier wird eine aufrechte Haltung von Fuß bis Kopf angestrebt. Dem Aufrichten als einem der Schlüsselelemente beim Nordic Walking wird in diesem Buch besondere Aufmerksamkeit gewidmet.

Step 5 nutzt die »Bewegungsspielräume« der Wirbelsäule. Die sanfte Rotation der Schulter- gegen die Beckenachse steht im Mittelpunkt – Balsam für die Bandscheiben bei aufrechter Körperposition.

Ziel von **Step 6** ist die aktive Fußarbeit zur Verbesserung des Gangbildes. Das natürliche Abrollverhalten des Fußes und die aktive Beinarbeit werden hier geschult und trainiert.

In **Step 7** – Variationen – werden alle Einzelelemente harmonisch verknüpft. Verschiedene Technikvarianten sowie die Veränderung von Tempo und Gelände dienen hierbei der Vertiefung. Das Ergebnis ist ein aufrechter Nordic ALFA Walker, der in jeder Situation die Stöcke »im Griff« hat.

Diesen 7 Steps und der Nordic ALFA Technik widmet sich dieses Kapitel. Die wichtigsten Technikkriterien und Aufgabenstellungen werden beschrieben und mithilfe von Bildern anschaulich erklärt. Dennoch darf auch hier der Hinweis nicht fehlen, dass es zur Vermeidung von schwer wieder abzustellenden Fehlern zu empfehlen ist, einen Einführungskurs zu belegen. Tausende zufriedener Kursteilnehmer in ganz Europa bestätigen diese Erfahrung.

Step 1: Kennen lernen – sich vertraut machen

Rendezvous mit Nordic Walking: Im ersten Lernschritt heißt es, sich vertraut zu machen mit dem Material, der Umgebung, neuen Gesichtern in der Trainingsgruppe und natürlich dem Instruktor. Nordic Walking ist in der Gruppe am Schönsten. Es bietet die Möglichkeit, neue Menschen kennen zu lernen, sei es im organisierten Kurs mit einem Instruktor oder in der Trainingsgruppe mit Freunden, Bekannten, Kollegen. Nordic Walking ist vor allem auch kommunikativ. Die Unterhaltung macht die Trainingseinheit kurzweilig.
Ganz nebenbei lernt man die Natur von ihren schönsten Seiten kennen.

Die Qual der Wahl – der Stock

Zunächst jedoch, bevor es in die Schlaufen geht und die ersten Schritte unternommen werden, kommt es auf die Wahl des richtigen Stockes in der passenden Länge an. Doch wie finde ich die für mich korrekte Stocklänge?
Erfahrungswerte aus einer Vielzahl von Einsteigerkursen und Instruktorenausbildungen zeigen, dass die ideale Formel zur Berechnung der richtigen Stocklänge die einfach zu merkende »Bauchnabelformel« ist:
Der seitliche Schlaufenausgang sollte bei senkrecht gestelltem Stock in Bauchnabelhöhe sein. Wichtig: aufgerichtet stehen, Nordic-Walking-Schuhe tragen, ohne Asphaltpads messen.
Nur wenn die Stocklänge stimmt und die Schlaufe optimal sitzt, kommt es zu einer harmonischen, flüssigen Bewegung. Zu lange Stöcke werden meist auch steiler eingesetzt und verhindern einen flüssigen Laufstil.
Weitere Informationen zur Ausrüstung finden Sie in unserem Nordic-Walking-Praxisbuch.

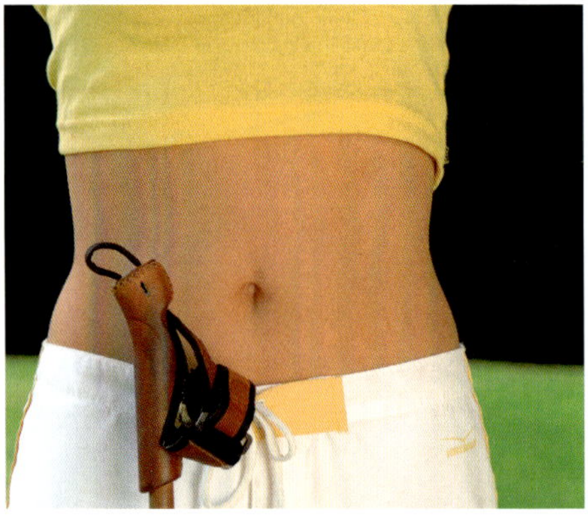

Tipp **TIPP** Tipp

Auf die Länge kommt es an

Achten Sie nicht auf die Längenangabe auf dem Stock, sondern messen Sie an sich selbst. Kaufen Sie dort Ihre Stöcke, wo entsprechendes Personal Sie fachgerecht berät und ggf. Ihre Stöcke auf Ihre individuelle Länge kürzt.

Step 2: Erste Erfahrungen – loslassen lernen

Beim Nordic Walking heißt losgehen auch loslassen: loslassen von privaten Problemen und vom Alltagsstress.
Die Bereitschaft, loszulassen, spiegelt sich in der Nordic ALFA Technik wider, denn später in der Schubphase verlassen die Finger den Griff, geben den Stock frei. Bei diesem Lernschritt geht es um die ersten Erfahrungen mit dem langen Arm und dem flachen Stock.

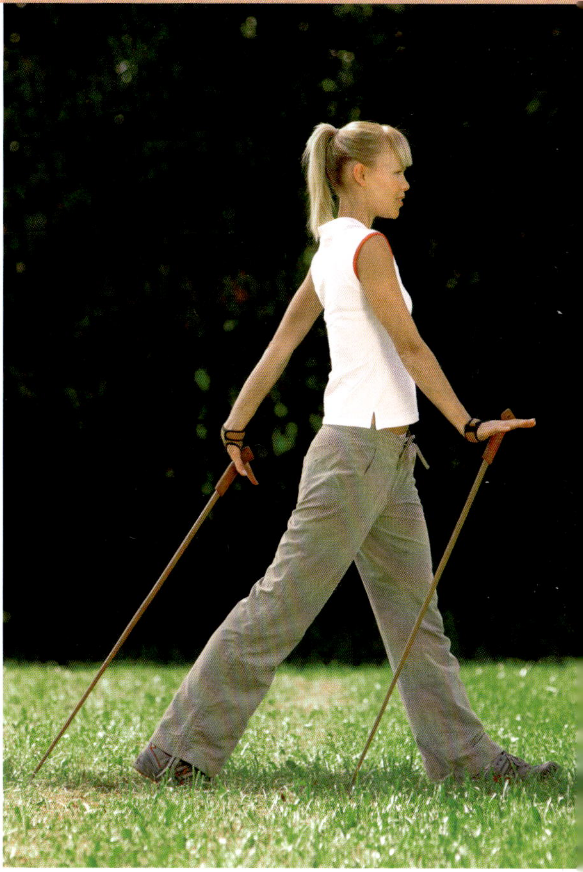

Die gespreizten Finger

Das Öffnen der Hand bis hin zu gespreizten Fingern ist ein simpler Entspannungstrick. Um Nordic Walking in den Griff zu bekommen, muss auch das Loslassen geschult werden, die Grundlage für entspanntes Gehen bei gleichzeitig hohem Trainingseffekt.

Tipp **TIPP** Tipp

Loslassen als Erfahrung

Beim Loslassen sollten Sie das weite Abspreizen der Finger trainieren. Pendeln Sie sich in den Rhythmus ein und genießen Sie die Einfachheit dieser Bewegung. Nur wenn Sie lernen loszulassen, wird auch das Greifen gelingen.

Und so geht's

Losgehen, loslassen der Griffe durch Öffnen der Hände, einpendeln in den Rhythmus. Die Stöcke folgen zunächst passiv der natürlichen Bewegung. Mit dem rechten Bein geht der linke Arm nach vorne und umgekehrt. Die Hände bleiben geöffnet.
Die Stöcke schleifen zunächst mit der Spitze am Boden. Durch dieses erste Schleifen wird der Stock automatisch flach eingesetzt.

Step 3: Greifen und Loslassen

Nordic-Walking-Stöcke haben spezielle Griffe und Schlaufen. Dass diese auch gegriffen werden müssen, erklärt sich von selbst. Das Timing ist jedoch der Punkt, an dem Nordic-Walking-Einsteiger erst einmal einige Zeit zu knabbern haben.

Ein Hauptnutzen liegt hierbei in der Vermeidung des lästigen, häufig zum Spott reizenden »Klapperns« bei Nordic Walkern.

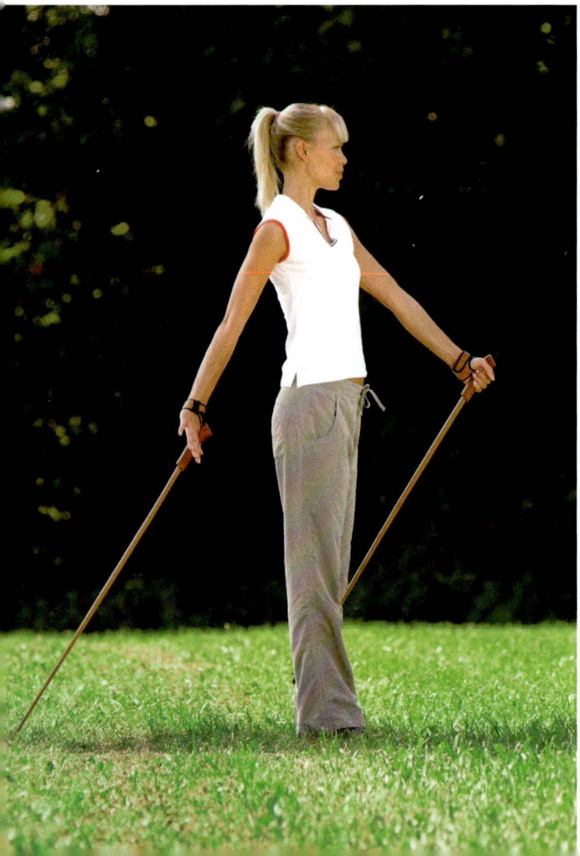

Neben der Stockkontrolle wird natürlich auch die Muskel- und Venenpumpe aktiviert und die Rumpfmuskulatur noch besser trainiert. Der lange Arm und der flache Stock stehen dabei immer im Mittelpunkt der Ausführungen.

Die Bewegung findet in der Kreuzkoordination, so wie das normale Gehen auch, statt.

Zugreifen während der Schwungphase, wenn der Stock nach vorne schwingt und sich auf Körperhöhe befindet, und so lange festhalten, bis er zum Tasten aufgesetzt wird. Der kleine Finger ist beim Schließen der Hand mit verantwortlich für den Winkel des Stockeinsatzes und für eine störungsfreie Schwungphase.

Loslassen während der Schubphase, unmittelbar nach dem Aufsetzen in der Belastungsphase noch vor dem Körper. Die geöffnete Hand bewegt sich dabei kontrolliert schiebend nah am Oberschenkel vorbei bis weit hinter den Körper. Dies unterstützt gleichzeitig die Aufrichtung während der Bewegung.

Als Vorübung im Stand

Zunächst mit den Armen parallel und diagonal pendeln, beim Vorpendeln greifen, beim Zurückpendeln loslassen. Danach erst das Ganze im Gehen üben. Greifen und Loslassen mit Doppelstockeinsatz ist der nächste Schritt. Zur Festigung des Bewegungsmusters dient einarmiges Gehen.

Step 4: Aufrichten – von Fuß bis Kopf

Eine aufrechte Haltung hat einen positiven Einfluss auf den Körper und seine Bewegungsabläufe – und das nicht nur beim Nordic Walking.
Ein gesunder Rücken bedeutet Wohlbefinden. Die gesamte Rumpfmuskulatur stabilisiert die Wirbelsäule wie ein Korsett. Nordic Walking bietet eine schonende Möglichkeit, diese Kraftzellen mit Energie zu laden. Nur bei aufrechtem Oberkörper und korrekt ausgeführter Technik werden alle Muskeln rund um die Wirbelsäule trainiert.
Die Körperhaltung hat aber auch einen besonderen Einfluss auf die Psyche. Ein aufrechter Gang erhöht das Selbstwertgefühl. Menschen reagieren sehr feinfühlig auf diese Körpersprache. Wer den Kopf hoch hält und den Blick nach vorn richtet, drückt Vitalität, Lebensfreude und Offenheit aus.

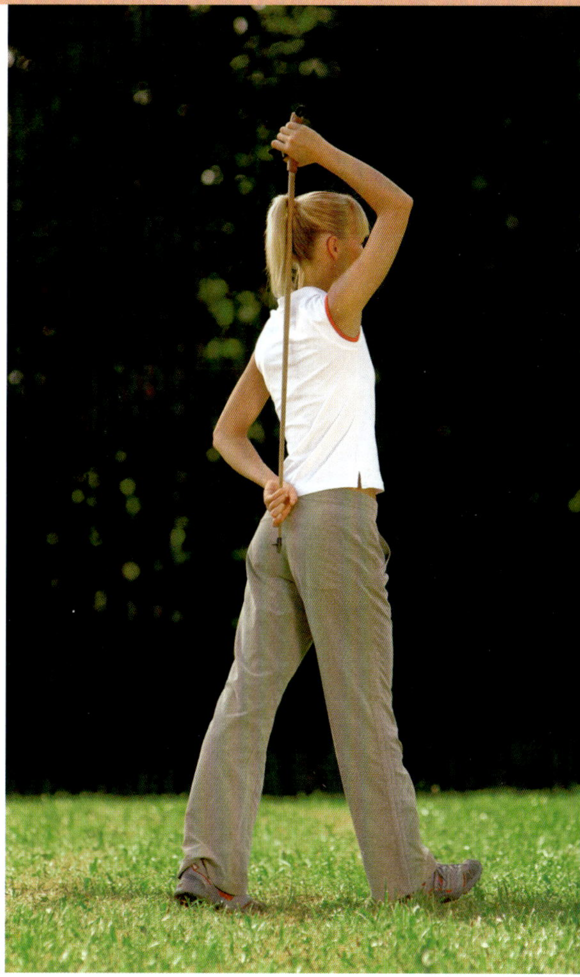

Tipp **TIPP** Tipp

Attraktiv und rückenfreundlich

Gehen Sie aufrecht! Das macht attraktiv und hält den Rücken fit – ein perfektes Training für den Alltag. Solche Menschen haben mehr Anziehungskraft auf andere und mehr Lebensfreude.

Einfache Übungen für den Erfolg

Den Kopf hoch nehmen und in die Ferne blicken. Stolz wie ein Massai gehen. Einen Gegenstand auf dem Kopf balancieren. Die Schulterblätter zusammenziehen. Im Stand den Stock als taktile Hilfe an Pofalte, Brustwirbelsäule und Hinterkopf legen. Anschließend das Ganze im Gehen.

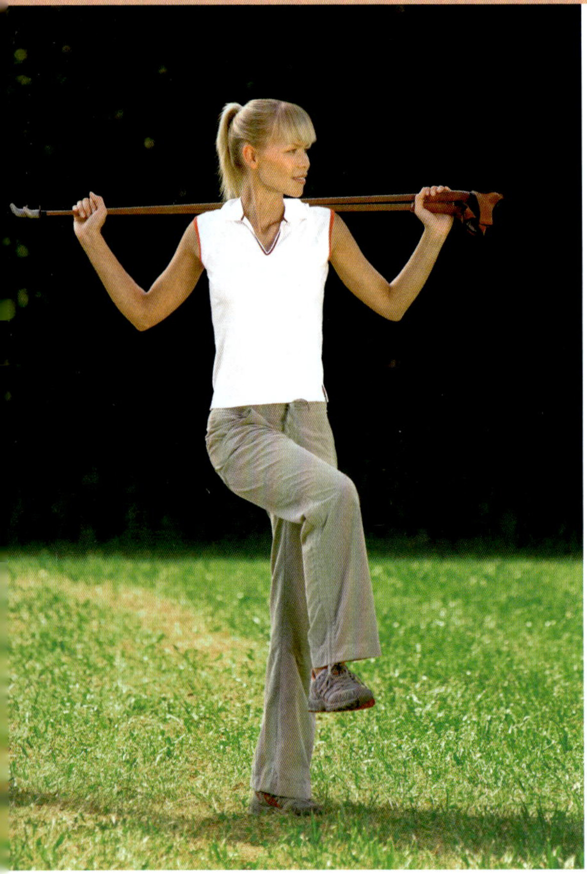

Step 5: Spielräume

Die Schulterachse bewegt sich beim Nordic Walking gegen die Beckenachse. Die Nutzung dieser Bewegungsspielräume bringt den vielleicht wichtigsten Entspannungseffekt beim Nordic Walking. Ebenso werden über das kreuzkoordinierte Greifen und Loslassen die beiden Hälften des Großhirns ideal angeregt.

Raumgreifende Bewegungen werden von nun an nicht mehr alleine durch das Pendeln der Arme erreicht. Bei jedem Stockeinsatz bewegt sich nun auch die entsprechende Schulterachse ein wenig in Laufrichtung mit. Dadurch kommt es zu einer leichten Rotation der Schulter um die Körperachse. Die Beinarbeit passt sich der raumgreifenden Armbewegung an.

Diese sanfte Spiralbewegung hat einen unglaublichen Effekt. Sie bewirkt eine Mobilisation der Wirbelsäule bei gleichzeitiger Stabilisation der Körpermitte. Als Übung zur Mobilisation der Schulterachse bietet es sich an, die Stöcke auf Schultern oder Brust zu legen, beide Enden zu greifen und zunächst im Stand bei angehobenem und angewinkeltem Bein mit der Schulterachse sanft um die Körperlängsachse zu drehen. Dann gehen Sie in dieser Bewegung im Diagonalschritt los.

Tipp **TIPP** Tipp

Nicht übertreiben!

Übertriebene Rotationsbewegungen sind hier jedoch fehl am Platz. Die Bewegung sollte vom Gefühl her angenehm sein, der Bewegungsspielraum sich auf ein gesundes Maß einpendeln. Übertriebene Mobilität bedeutet mangelnde Stabilität. Als Faustregel gilt: »So mobil wie nötig, so stabil wie möglich«.

Step 6: Aktive Fußarbeit

Die aktive Fußarbeit bildet die Basis für Entspannung, Wohlbefinden und mehr Bewegungsspielraum beim Gehen. Und vor allem ist ein funktionierender Fuß die Grundlage für die Aufrichtung. Nordic Walking aktiviert die Fußmuskulatur. In kurzen Worten zusammengefasst: Der ganze Fuß rollt von der Ferse über den Außenrand des Mittelfußes in Richtung große Zehe ab.

Entspannung beginnt in den Zehenspitzen

Der Fuß ist ein filigranes Gebilde aus Muskeln, Sehnen, Knochen, Bändern und Nerven, dem etwas mehr Bewegung gut tut, als er alltäglich bekommt. Entspannung beginnt in den Zehenspitzen. Die aktive Fußarbeit lohnt sich.

Abrollen und Schrittlänge

Ein rundes, harmonisches und dabei stabiles Abrollen des Fußes über die gesamte Länge unterteilt sich in vier Phasen: In der »Tastphase« setzt die Ferse sanft auf. Der Fuß wird durch die Fußhebermuskulatur angehoben und das Knie stabilisiert. Dann folgt die »Belastungsphase«, bei der das gesamte Körpergewicht auf der Außenseite des Mittelfußes lastet und die Körpermitte in Balance gehalten wird. In der »Kontrollphase« geht es um das kontrollierte Abrollen in Richtung Großzehe. In der »Spannungsphase« hält die Beinrückseite die Spannung, bis der Fuß den Boden verlässt. Vom Gesäß über die Oberschenkelrückseite bis hin zur Wade werden hierbei alle Muskeln aktiviert. Der Fuß rollt spiralförmig über die ganze Sohle ab. Als Bild eignet sich hier eine halbe Zitrone, die unter dem Großzehenballen langsam ausgepresst wird. Beim optimalen Ausnutzen der Schubphase durch den Rumpf ergibt sich eine Schrittlänge, die in etwa der Stocklänge entspricht.

Tipp TIPP Tipp

Trainieren Sie Ihre Füße

Aufrecht durchs Leben gehen beginnt beim Fuß. Gehen Sie auch regelmäßig rückwärts. Mediziner behaupten: »Nur wer rückwärts gehen kann, kann auch vorwärts denken.«

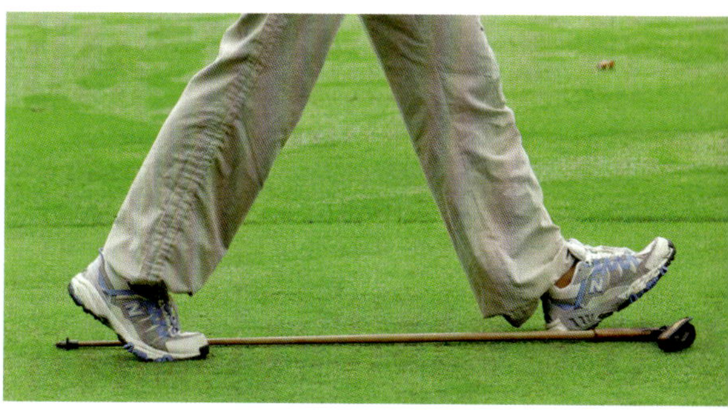

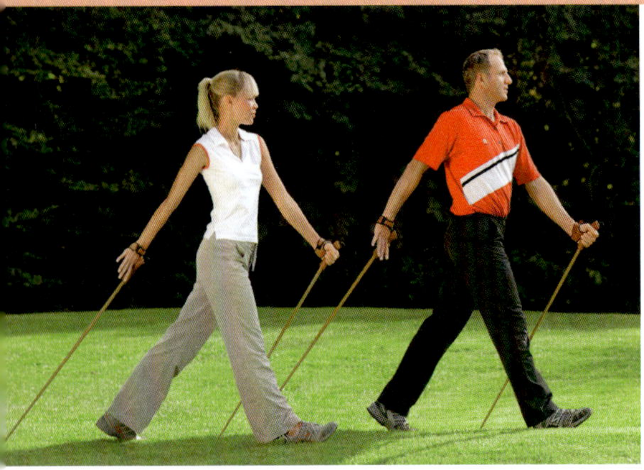

Step 7: Variationen und Festigung der Nordic ALFA Technik

Je runder und harmonischer ein Bewegungsablauf, desto eleganter ist er. Deshalb heißt es nun, die erlernten Bewegungsmuster, -umfänge und -intensitäten aufeinander abzustimmen. Rhythmus spielt dabei eine entscheidende Rolle.

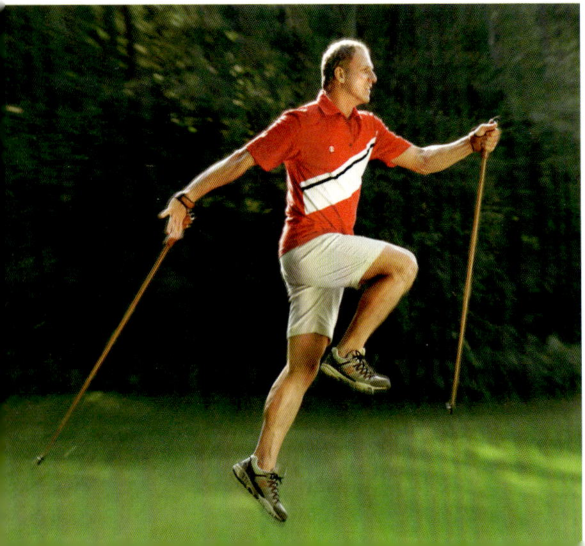

Zur Harmonisierung von Bewegungsabläufen kann daher Musik einen wertvollen Beitrag leisten. Nehmen Sie doch einmal ein tragbares Radio oder ähnliches zum Nordic Walking mit!
Mit vielfältigen Aufgabenstellungen gilt es nun, die Nordic ALFA Technik zu verbessern, das Bewegungsrepertoire mit Stöcken zu erweitern, zielgruppengerecht mit Sportlern, Kindern und Erwachsenen zu trainieren und den Spaß beim Nordic Walking auch anderen Menschen zu vermitteln.
Nordic Walking arbeitet wie kein anders Bewegungskonzept an Haltungsschäden und deckt Schwächen gnadenlos auf. Eine gute Ausführung der Nordic-Walking-Grundtechnik bei geringerer Intensität ist dabei weitaus effektiver als sehr intensives Gehen mit falscher Technik. Das intensive Feilen an der Grundtechnik ist eine Belohnung für Körper und Geist.

Die Natur als Spielplatz

Schließen Sie sich einer Gruppe an und erarbeiten Sie sich dort neue Bewegungsmuster. Entdecken Sie den Spielplatz Natur mit seinen vielfältigen Möglichkeiten. Trainieren Sie in unterschiedlichem Gelände, verändern Sie das Tempo und variieren Sie die Technik. Verbessern Sie Ihre Koordination, um auch außerhalb der Nordic-Walking-Stunden Ihrem Körper ein bewegtes Leben schenken zu können.

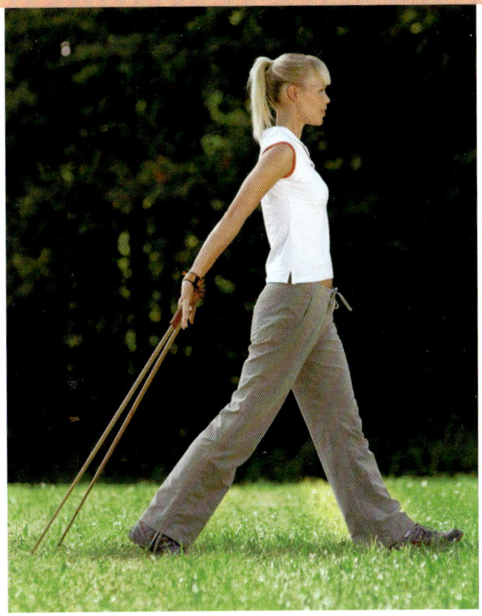

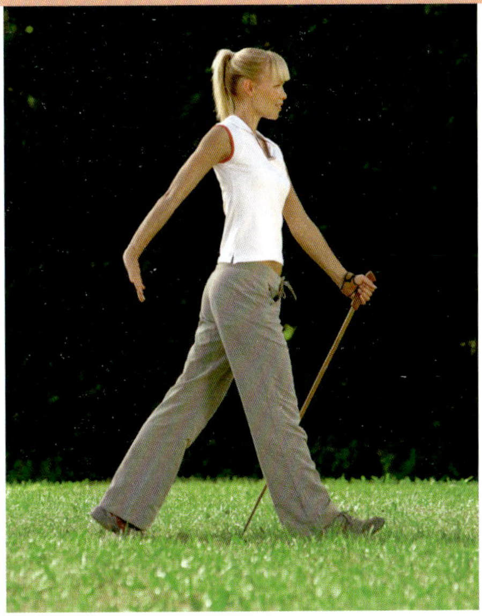

Tipps und Tricks von Profis

Die Doppelstockübungen mit unterschiedlichen Schwerpunkten

Grundsätzlich sind alle Doppelstockrhythmen für Step 3 (Greifen und Loslassen) sehr gut geeignet. Sie vereinfachen den Bewegungsablauf. Das Trainieren des langen Armes, des flachen Stockes, das Timing von Greifen und Loslassen sowie das Abspreizen der Finger, Handwinkelstellungen und Rotationsbewegungen des Armes stehen hierbei im Vordergrund. Auch die Bewegungsrichtung und der Umfang spielen eine Rolle. Zusätzlich können noch weitere Schwerpunkte trainiert werden.

Doppelstock 3er-Rhythmus

Der 3er-Doppelstock ist eine sehr gute Rhythmusschulung fürs Gehen.

Doppelstock 4er-Rhythmus

Hierbei wird die Orientierungsfähigkeit des langen Armes hinter dem Körper geschult. Auch für das Aufrichten der Brustwirbelsäule, wie es in Step 4 beschrieben wurde, ist diese Aufgabenstellung sehr gut geeignet, da durch die Verzögerung hinter dem Körper die Zusatzaufgabe entsteht, die Schulterblätter zusammenzuführen.

Doppelstock 2er-Rhythmus

Die Abstimmung der Schrittlänge auf die Schubphase der Arme wird hierbei zusätzlich geschult. Je länger der Armschub, desto länger auch die Schwungbeinphase.

Beim einarmigen Nordic Walking wird vereinfacht nur auf einer Seite trainiert. Das Greifen und Loslassen kann auf der stockfreien Seite simuliert werden.

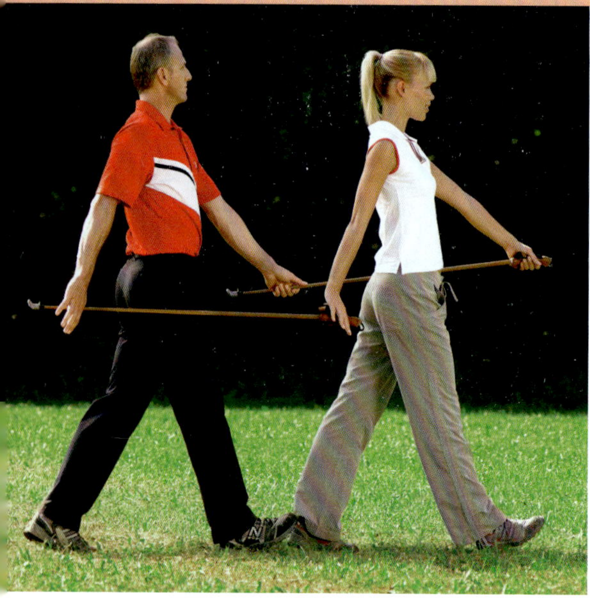

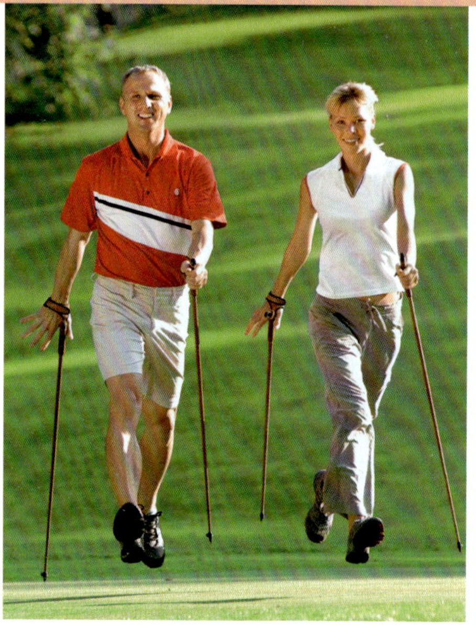

Eisenbahngehen

Sehr beliebt bei allen Teilnehmern ist das so genannte Eisenbahngehen. Es ist sehr effektiv beim Erlernen und Verbessern der Bewegungsspielräume in Step 5.

Ebenso findet es seine Anwendung, wenn es um den langen Arm in Step 3 geht. Auch raumgreifende Arm- und Beinbewegungen lassen sich sehr gut trainieren, Bewegungsumfänge werden vergrößert. Somit kommt auch Step 3 und 6 hier eine Bedeutung zu.

Die Aufrichtung aus Step 4 kann durch die Kontrollfunktion des hinteren Partners gleichfalls sehr gut trainiert werden. Des Weiteren lässt sich die Kombination von Rotation (Bewegung um die Längsachse) und Translation (das Schwingen der Arme entlang des Rumpfes) gut üben.

Nordic Running Synchron

Als Variante in Step 7 ist das Laufen mit Stöcken geeignet, um Bewegungsintensität, Umfang und Bewegungsdynamik zu verändern. Die Nordic ALFA Technik mit allen Schwerpunkten wird verbessert. Durch das Synchronlaufen werden zudem noch die Rhythmisierungsfähigkeit und die Orientierungsfähigkeit verbessert.

Darüber hinaus ist Nordic Running ein ausgezeichnetes Ausdauertraining für trainierte Sportler. Man kann es auch als Intervalltraining mit Steigerungen bergauf einsetzen.

Um kurzfristige Lernblockaden zu lösen, ist es ideal zur Auflockerung einsetzbar. Auch für eine Vielzahl von Spielformen ist das nordische Laufen hervorragend geeignet.

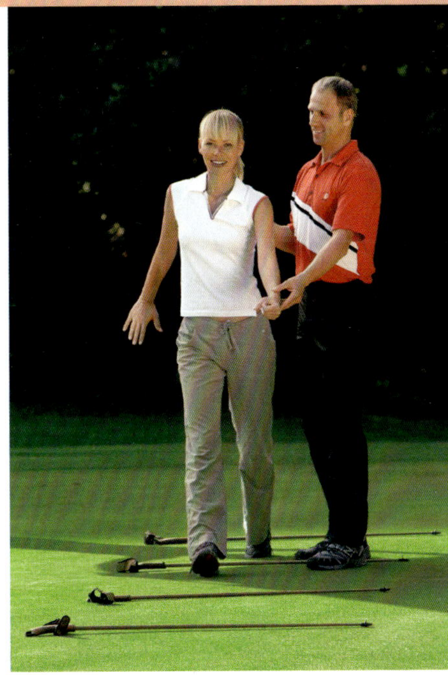

»Die liegende Leiter« mit Partner

Mehrere Stöcke liegen im Abstand von einer Stocklänge auf dem Boden. Da die Schrittlänge etwa der Stocklänge entspricht, kann beim Durchschreiten der Leiter die aktive Fußarbeit aus Step 6 in Bezug auf die angepasste Schrittlänge trainiert werden.
Eine Steigerung ist das Einfrieren bei jedem Schritt, um auch die Gleichgewichtsfähigkeit und die Orientierung zu trainieren. Ein Partner oder Instruktor kann hierbei sehr gut korrigieren bzw. taktile Reize setzen.
Auch das Greifen und Loslassen aus Step 3 kann als Imitationsübung ohne Stöcke perfekt trainiert werden. Die Aufrichtung von Fuß bis Kopf aus Step 4 kann hier gleichfalls mit einfließen.

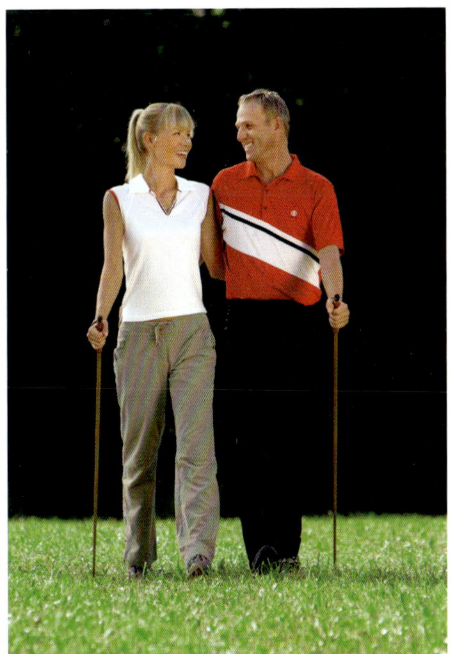

»Siamesische Zwillinge«

Die Partner umarmen sich hinter den Körpern und trainieren mit dem jeweils äußeren Stock Greifen und Loslassen. Gleichzeitig kann man das Aufrichten von Fuß bis Kopf aus Step 4 üben, denn beide Partner können sich durch die taktile Hilfe der Hand im Rücken besser kontrollieren.
Eine Variante dieser Übung: Die Trainierenden geben sich die innen gelegenen Hände und lassen sie frei schwingen. Damit werden die Bewegungsspielräume aus Step 5 deutlich verbessert.
Handelt es sich um Paare, ist hier der Flirtfaktor nicht zu vernachlässigen.

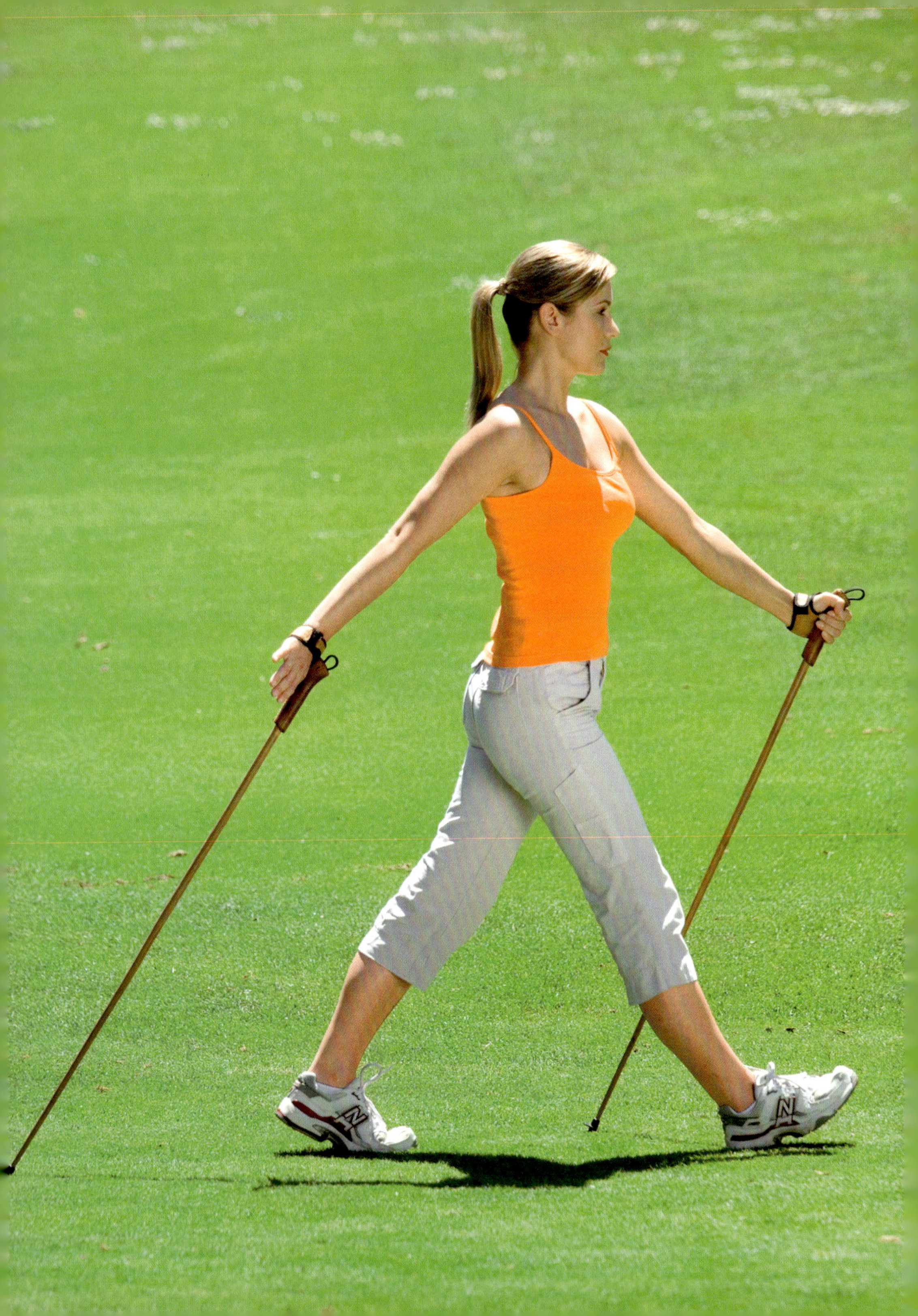

4 Muskuläre Aufrichtung – Die 7 Stufen

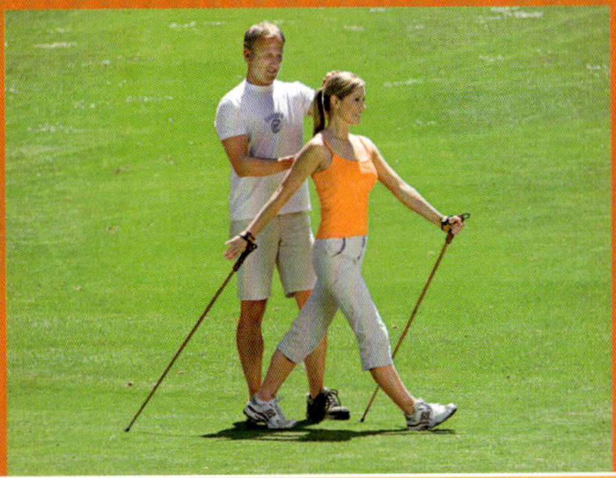

Unsere Muskelketten arbeiten nach dem ökonomischen Prinzip: maximale Leistung bei minimalem Krafteinsatz und Verschleiß. Das Ergebnis ist ein ökonomischer, aufgerichteter Gang. Nordic Walking unterstützt dieses Grundprinzip auf ideale Weise.

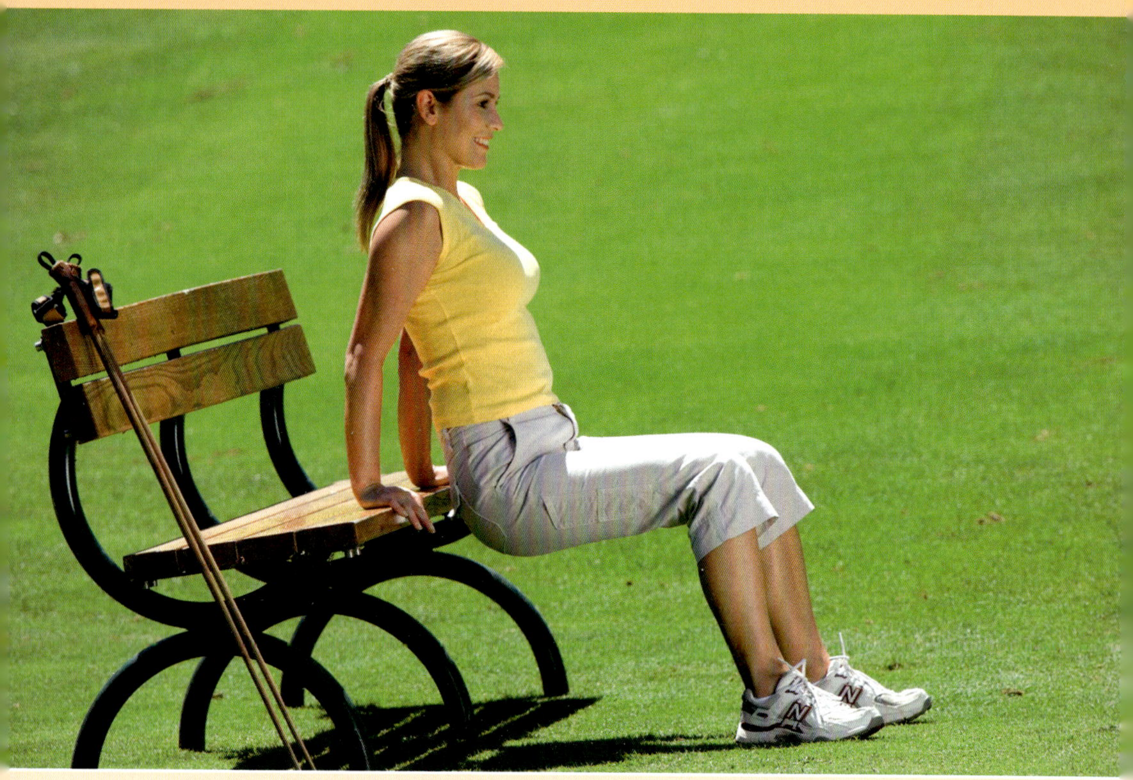

Optimale Haltung – attraktives Gangbild

Voraussetzungen für einen aufrechten Gang beim Nordic Walking und im Alltag sind ein funktionierender aktiver und passiver Bewegungsapparat, ein intaktes Nervensystem sowie unversehrte neuromuskuläre Verbindungen. Die aufrechte Körperposition ist ein ständiges Spiel mit dem Gleichgewicht und erfordert eine exakte Koordination der beteiligten Organe. Sowohl beim Nordic Walking als auch im Alltag ist die aufrechte Haltung aus medizinischer Sicht kein »Kann«, sondern ein Muss – ihr gilt daher im Folgenden die besondere Aufmerksamkeit. Die 7 Stufen der Aufrichtung in Kombination mit der Nordic ALFA Technik ergeben ein rundes und gesundes Gangbild.

Das Konzept der muskulären Aufrichtung

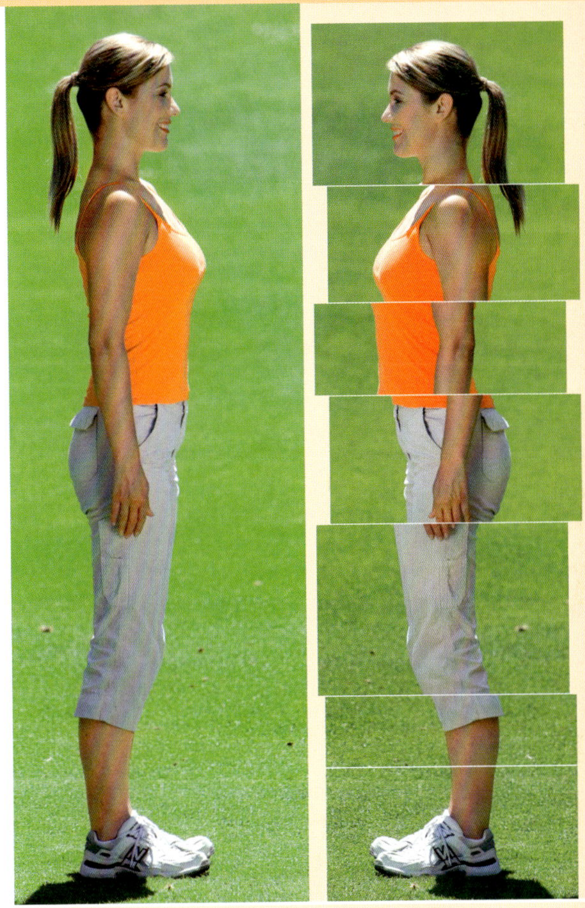

Das Konzept ist einfach, verständlich und leicht erlernbar, es geht um die Aufrichtung vom Fuß, unserem Fundament, bis zum Kopf, unserer Steuerzentrale. Mit »aufrechter Haltung« ist der Gleichgewichtszustand gemeint, der ständig neu wieder hergestellt werden muss. Wir benötigen Muskelkraft, um der Erdanziehungskraft, die uns nach unten zieht, standzuhalten. Bei jeder Bewegung wird daher unser Gleichgewichtssinn erneut gefordert.

Stellen Sie sich vor, Ihr Körper sei in 7 »Klötzchen« unterteilt. Bei einer idealen Haltung stehen diese exakt aufeinander. Sobald sich jedoch ein Block oder sogar mehrere Blöcke verschieben, wie in der Abbildung ganz rechts, verlieren wir unser Gleichgewicht, und einige Strukturen sind genötigt, dieses wieder auszubalancieren.

Wenn dies nur gelegentlich geschieht, ist das nicht weiter tragisch, kommt es jedoch häufiger vor, beginnt ein Teufelskreis: Strukturen wie Knorpel oder Bänder werden nun überlastet, es folgt Schmerz, eine Schonhaltung stellt sich ein, daraufhin werden die Strukturen noch mehr belastet usw. Daher muss man diesem Ungleichgewicht möglichst früh aktiv entgegenwirken – dafür braucht es jedoch Übung und Zeit. Haben Sie also Geduld – Ihr Körper wird es Ihnen danken.

Den Fortschritt erleben

Unter Anleitung eines entsprechend ausgebildeten DNV-Instruktors wird es Ihnen mit Sicherheit eine Menge Spaß machen, sich langsam nach oben, in Richtung Himmel zu schrauben. Mithilfe von Videoaufnahmen im Kurs werden Sie den Fortschritt Ihrer Aufrichtung nicht nur fühlen, sondern auch sehen können.

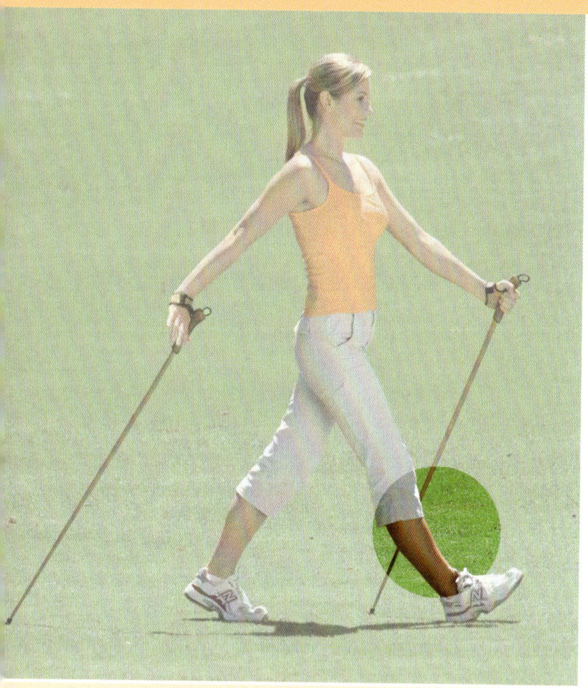

Stufe 1: Vordere Schienbeinmuskulatur

Stabilisation des oberen Sprunggelenkes – Anheben des Vorfußes

An die Füße denken

Denken Sie ab nun regelmäßig und täglich an Ihre Füße. Unsere Füße wollen richtig bewegt werden. Sie befinden sich »weit weg vom Kopf« und sind in unserem Alltagsleben oft vernachlässigt. Bewegen Sie sich so oft wie möglich barfuß – im Gras oder im Sand, das bringt neue Energie in die Füße und macht Sie glücklich.

Der Fuß nimmt eine Schlüsselstellung im statischen Aufbau des Körpers ein. Er ist, wie bei einem Haus, das Fundament, auf dem sich der Rest aufbaut. Die gesamte Fläche der Füße sichert den Körper in Bewegung und im Stand und sorgt somit für ein stabiles Gleichgewicht. Durch die Aktivität der Muskeln können wir sicher abrollen und es kommt zu einem harmonischen Gangbild.

Beteiligte Muskeln

Alle vorderen Muskeln unseres Unterschenkels:

- M. tibialis anterior – vorderer Schienbeinmuskel, hebt den Fuß
- M. extensor digitorum und hallucis longus – alle Zehenheber

Oft werden diese Muskeln durch ständiges Sitzen und falsches Schuhwerk vernachlässigt. Das Ergebnis kann ein Platschgang sein und schlimmstenfalls kommt es zu Schmerzen im Fuß durch ein abgesenktes Quergewölbe – den »Plattfuß«. Der wiederum hat Auswirkungen auf die gesamte Statik des Körpers und seine Haltung. Ein »Nichtabrollen« des Fußes nimmt die Leichtigkeit des Gehens und führt zu unnötigen Schlägen auf alle darüber gelagerten Gelenke.

Aktivieren Sie Ihr Fundament!

Unsere Füße brauchen Abwechslung. Wechseln Sie die Schuhe, so oft es geht. Geben Sie Ihren Füßen immer wieder neue und attraktive Aufgaben.

Mit diesen leichten Übungen bringen Sie wieder Schwung in Ihre Muskeln.

Fersengang mit Stöcken

Stellen Sie sich aufrecht hin und gehen Sie nur auf den Fersen, die Stöcke einfach locker als Gleichgewichtspendel in den Händen. Selbst wenn ein »etwas steifes Gefühl« in den Beinen aufkommt, üben Sie weiter, die Muskulatur wird es Ihnen danken. Nach 20 Schritten beginnen Sie dann, aktiv über den ganzen Fuß abzurollen, anschließend wieder auf die Fersen usw. Wiederholen Sie diese Übung 3 Minuten, so können die Muskulatur und die Gelenke diese Bewegung abspeichern und später wieder abrufen.

Fersenrollen im Sitz

Immer dort, wo Sie sitzen, heben Sie die Zehen und den Vorfuß – einzeln oder gemeinsam für 3 Minuten.

Vorfußaktivität im Stand

Beim Warten an der Kasse, Stehen im Bus oder bei einer Stehparty: Überall haben Sie die Möglichkeit, diese Muskulatur zu kräftigen. Rollen Sie im Stand über den ganzen Fuß vom Vorfuß bis zur Ferse hin und wieder zurück – einzeln oder mit beiden Füßen gleichzeitig. Dies sind kleine, jedoch sehr sinnvolle Übungen für den gesamten Körper, denn diese Muskulatur sorgt im Zusammenspiel mit der Wadenmuskulatur dafür, dass wir nicht nach hinten fallen.

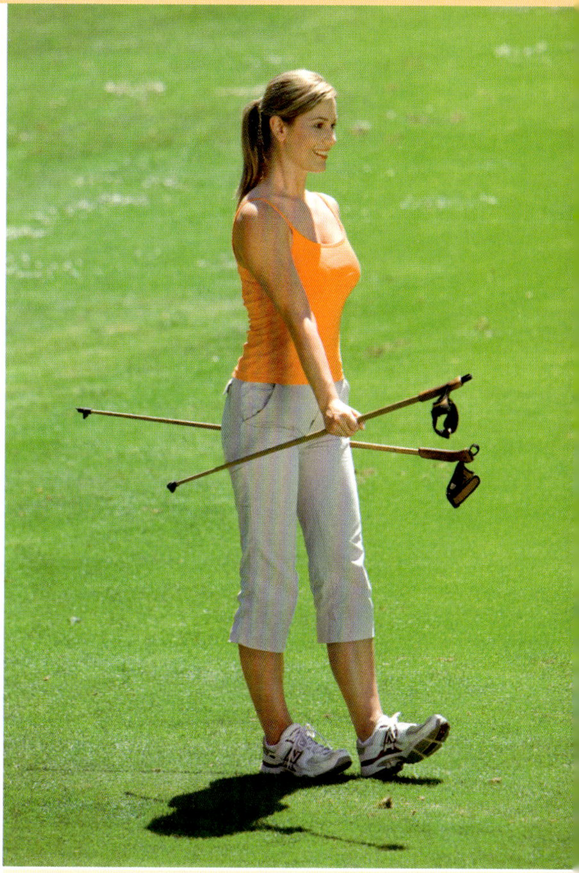

Fehler vermeiden:

Egal, ob im Stand, in der Bewegung oder im Sitzen, bleiben Sie aufrecht. Kopf hoch, Blick nach vorne, Bauch- und Pomuskulatur angespannt. Stellen Sie sich vor, Sie schieben sich ganz gerade hoch zum Himmel und balancieren dabei eine Glasmurmel auf dem Kopf.

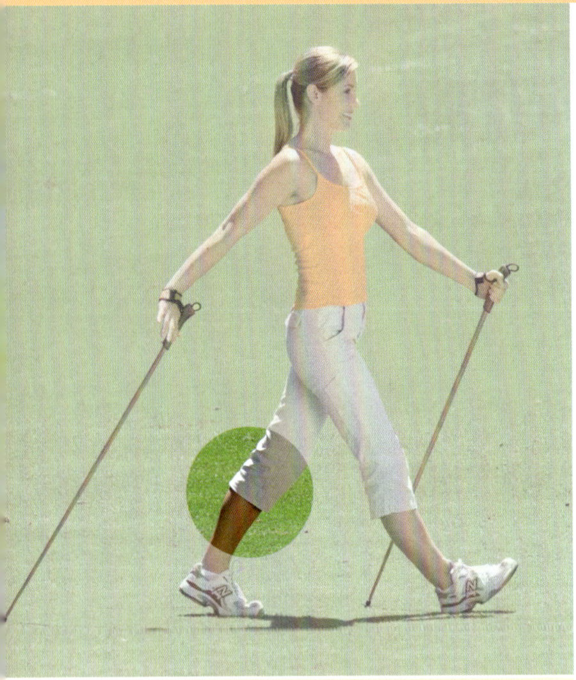

Stufe 2: Wadenmuskulatur

Stabilisation des hinteren Fußes während der Abdruckphase; Nach-unten-Ziehen des Fußes

Die Venenpumpe trainieren

Wenn Sie zu Krampfadern oder angeschwollenen Füßen neigen, kann es an mangelnder Aktivität der Unterschenkelmuskulatur, der »Venenpumpe«, liegen. Sie presst das Blut, das sich in den Venen befindet, zurück zum Herzen und entlastet die Venen. Das funktioniert aber nur, wenn wir über den gesamten Fuß abrollen. Üben Sie täglich.

Die Wadenmuskulatur übernimmt die stabilisierende Aufgabe des hinteren Fußes in der so genannten Abdruckphase. In dem Moment, in dem wir die Ferse hinten abheben, ist sie aktiv. Dies ermöglicht auch den Gang nach vorne.
Das Muskelspiel beruht auf Zug und Gegenzug, auf Bewegung und Gegenbewegung. So zieht im Stehen die Wadenmuskulatur nach hinten und die Schienbeinmuskulatur (Stufe 1) nach vorne.

Muskeln der Wadenaktivität

- M. gastrocnemius – zweiköpfiger Wadenmuskel
- M. soleus – Schollenmuskel

Wir Menschen sind Sohlen- und keine Zehengänger! Das Laufen auf Stilettos oder in Stiefeln und Schuhen mit hohen Absätzen sowie langes Stehen oder Sitzen ebnen den Weg für Verschleißerkrankungen oder schmerzhafte Veränderungen. Das Gleichgewicht verschiebt sich bis in die Halswirbelsäule, und unsere Koordination der gesamten Fußmuskulatur gerät in Unordnung. Es kommt zu Fehlbelastungen und muskulären Dysbalancen im gesamten Körper. Die Wadenmuskulatur schwächt ab, verkürzt und kann somit ihre eigentliche Aufgabe nicht mehr erfüllen.

Gelenkiges Heil für müde Füße!

Bringen Sie neue Reize in die Bänder, Sehnen, Gelenke und Muskeln. Die folgenden kräftigenden Übungen bringen Ihnen schnellen Erfolg.

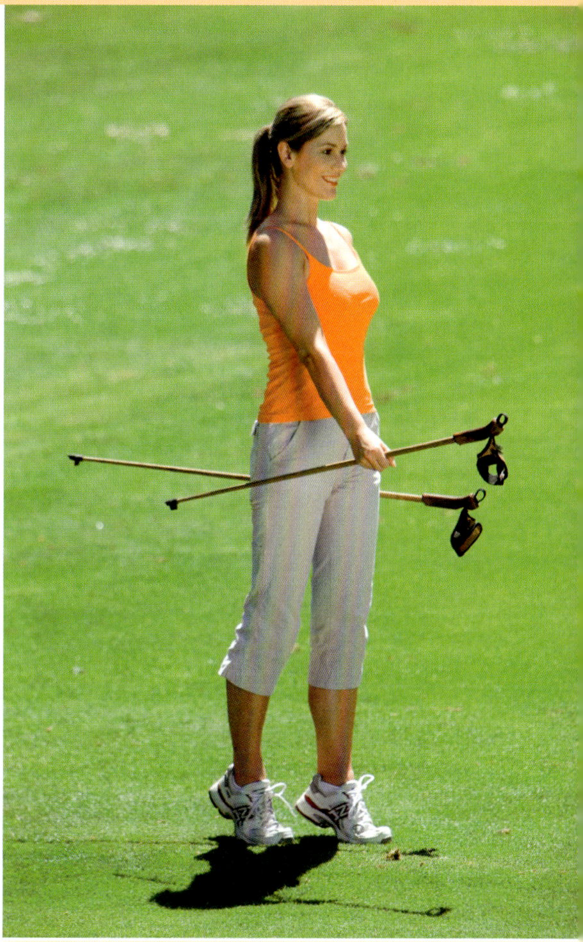

Muskelübungen für schöne Waden

Gehen auf Vorfuß und Zehenspitzen

Gehen Sie in aufgerichteter Position, mit einer gedachten Glasmurmel auf dem Kopf, auf dem Vorfuß 20 Schritte vorwärts. Auch wenn sich ein wackeliges Gefühl einstellt – gehen Sie weiter. Mit der Zeit lässt dies nach. Dann einfach über den gesamten Fuß aktiv rollen; wiederholen Sie diese Übung 3 Minuten. Anschließend die gleiche Übung rückwärts. Investieren Sie diese 6 Minuten in ihre Füße – es lohnt sich!

Federn auf der Stelle

Stellen Sie sich aufrecht hin und federn Sie 3 Minuten abwechselnd auf dem linken und rechten Vorfuß. Überall, wo Sie stehen, kann diese Übung ausgeführt werden und belebt den gesamten Körper.

Pendelübung im Stand und Sitz

Stand: Stehen Sie leicht gebeugt mit geradem Rücken und den Händen am Becken. Pendeln Sie vom Vorfuß auf die Ferse und zurück für 3 Minuten. Vergrößern Sie den Bewegungsausschlag.

Sitz: Ziehen Sie am besten die Schuhe aus und sitzen Sie entspannt aufrecht. Rollen Sie für 3 Minuten über den gesamten Fuß, sodass mal die Ferse und mal die Zehen den Boden verlassen.

Alle Übungen aktivieren die Muskulatur und bereiten sie auf das Gehen und Stabilisieren vor. Es werden so genannte Verkürzungen vermindert und alle Strukturen am Fuß wieder belebt.

Fehler vermeiden:

Beleben Sie die Muskulatur neu und aktivieren Sie diese. Bei diesen Übungen wird das Gleichgewicht gleich mit trainiert. Bleiben Sie in der aufrechten Position, ohne dabei steif zu stehen.

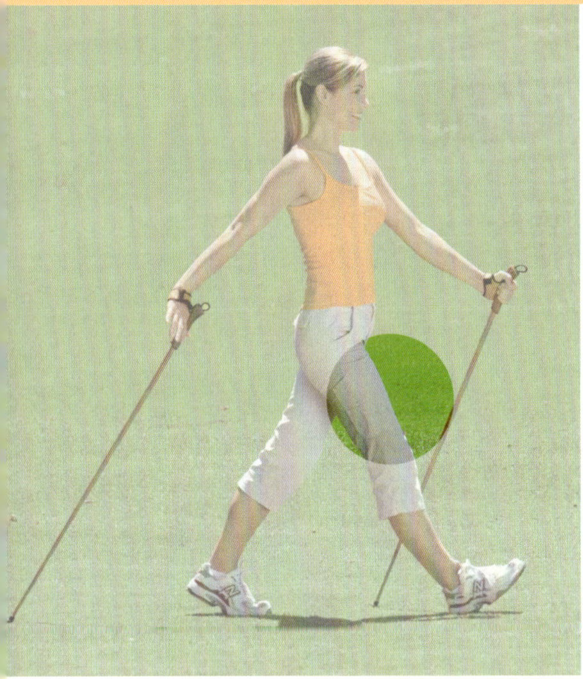

Stufe 3: Vordere Oberschenkelmuskeln

Stabilisation des Kniegelenkes – Streckung des Knies – Fühlen der Muskeln und Kräftigung

Knie und Kreislauf pflegen

Wenn Sie eine sitzende Tätigkeit haben, stehen Sie einmal in der Stunde auf und machen Sie die Beine lang; schwingen Sie sie im Stand vor und zurück. Auch Ihr Herz-Kreislauf-System wird es Ihnen danken.

Das Knie und sein Muskel nehmen am Bein eine Schlüsselposition ein. Bekommen sie gute Informationen vom Fuß, können beide funktionell arbeiten; das heißt, der Muskel spannt an und arbeitet fallverhindernd. Durch seine Anspannung in die Streckung wird ein Knicken des Knies bei einem Schritt vorwärts vermieden – und damit ein Wippgang. Der Muskel wird erst voll aktiv, sobald die Ferse den Boden berührt und belastet wird.

Muskeln für die Knieaktivität:

- M. quadriceps femoris – vierköpfiger Oberschenkelmuskel, streckt das Knie
- M. tensor fascie latae – stabilisiert die Kniestreckung

Diese Muskeln benötigen wir tagein, tagaus, beim Gehen, Stehen Treppensteigen und beim Bücken. Doch wie alle anderen Muskeln in unserem Körper funktionieren auch sie nur optimal, wenn die Gelenke übereinander stehen. Häufiges Sitzen macht diese Muskeln kurz, was wiederum eine Beckenaufrichtung erschwert. Gleichermaßen schwächen sie auch sehr schnell ab und sind nicht mehr in der Lage, uns vom Knie her zu stabilisieren. Schmerzen in der Lendenwirbelsäule können auftreten und sich dort manifestieren. Die Folge ist eine Schonhaltung, und der Teufelskreislauf beginnt. Ziel ist es, die Muskulatur so stark zu halten, dass sie das Knie stabilisiert und uns aufrecht stehen und gehen lässt.

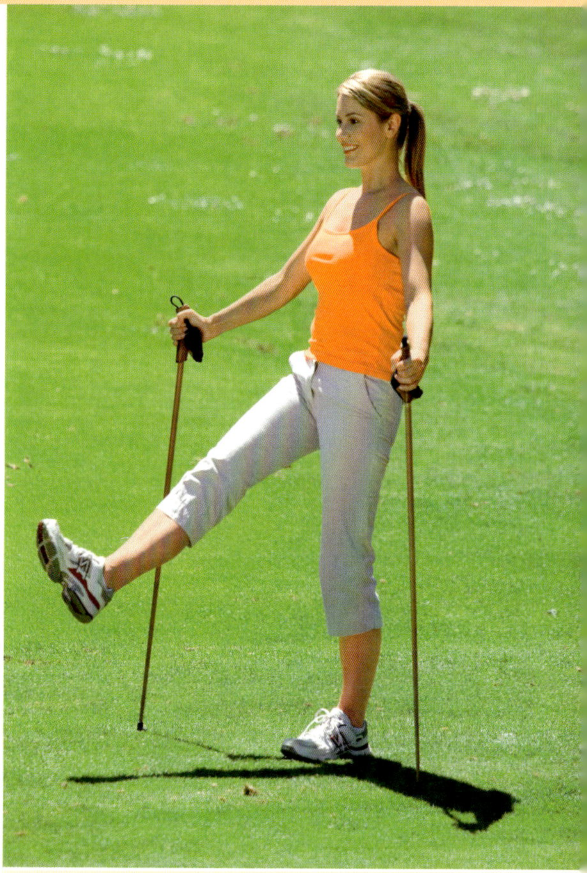

Beinheben

Stehen Sie aufrecht, mit den Stöcken seitlich als Unterstützung. Heben Sie ein Bein »lang« nach vorne hoch. Bitte nicht überstrecken! Sie werden den Oberschenkelmuskel sofort erfühlen. 20-mal wiederholen und dann die Seite wechseln. Üben Sie jede Seite jeweils 3-mal, also insgesamt 60-mal auf einer Seite.

Funktionelle Kniebeuge

Gehen Sie in Schrittstellung bei aufrechter Wirbelsäule. Bewegen Sie das hintere Knie in Richtung Boden. Achten Sie darauf, dass Sie am vorderen Fuß immer die Zehen sehen können. So vermeiden Sie Überlastungen der Knorpelstrukturen des vorderen Beins. 20-mal auf und ab, dann die Seiten wechseln; auf jeder Seite 3-mal wiederholen.

Kraft im Sitz – Luftpendel

Sitzen Sie aufrecht auf einem Stuhl oder Hocker (eine Parkbank geht auch!) Heben Sie ein Bein etwas in die Luft und machen Sie es nach vorne lang. Das Becken bleibt dabei ganz stabil in der Mitte. Bein absenken. 20-mal wiederholen, dann die Seiten wechseln. Auf jeder Seite 3 Übungsdurchgänge.

Zusammen mit den Muskeln von Stufe 1 und 2 ist die kniestabilisierende Muskulatur des Oberschenkels in der Lage, unser Gleichgewicht schon hier zu festigen. Sie arbeitet im weiteren Verlauf mit der Pomuskulatur von Stufe 4 zusammen.

Fehler vermeiden:

Halten Sie das Becken in der Mitte und stehen Sie aufrecht. Heben Sie es am Anfang nur so weit hoch, dass das Becken stabil bleibt. Das Trainieren dieser Muskulatur ist auch im Stand sinnvoll, da sie genau dann in Funktion arbeitet.

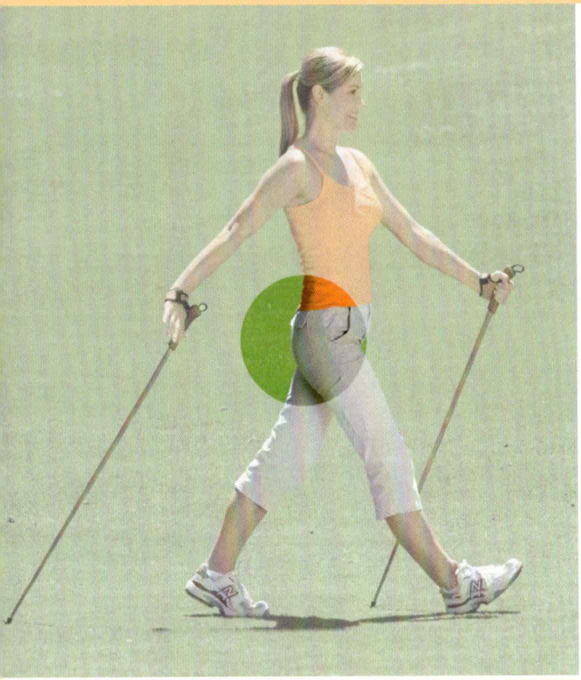

Stufe 4: Pomuskulatur

Stabilisation von Becken/ Oberschenkel – Streckung im Hüftgelenk

Kreisen im Sitz

Durch ständiges Sitzen verkürzt sich auch der Gesäßmuskel – unser Gleichgewichtssinn wird dadurch beeinträchtigt.
Der Gesäßmuskel ist der stärkste Muskel des Bewegungsapparates. Auch aktives Kreisen im Sitz ist Training für ihn und hält ihn beweglich und stark.

Das Becken ist das Zentrum unseres Körpers und verbindet unseren Oberkörper mit unserem Fundament, den Beinen und Füßen, sowie die Hüftgelenke mit der Lendenwirbelsäule. Als Zwischenglied in unserem Ganzen hat es damit eine entscheidende Aufgabe. Muskeln, die vom Becken an die Beine oder an die Lendenwirbelsäule ziehen, sollten optimal gekräftigt und funktionstüchtig sein. Im Becken treffen sich alle koordinierenden und das Körpergewicht ausbalancierenden Kräfte.

Muskeln für unsere stabile Mitte

Gesäß- und hintere Oberschenkelmuskulatur:

- M. gluteus maximus – großer Pomuskel – streckt Knie und Hüftgelenk
- M. gluteus medius+minimus/M. semimembranosus und M. semitendinosus – unterstützen die Streckung im Hüftgelenk
- M. piriformis/M. biceps femoris – Caput longum/M. quadratus femoris – Streckung im Hüftgelenk

Haltungsfehler entstehen oft aus einer schwachen Muskulatur. »Lass dich nicht so hängen« sagt man, und es stimmt: Die Menschen hängen in ihren Bändern und benutzen nicht die Muskelkraft für den aufrechten Stand. Dabei ist das Becken meist nach hinten abgesunken, die Lendenwirbelsäule nach vorn genommen. Dass es nach einiger Zeit zu Verkürzungen und Abschwächung der Muskulatur kommt, ist kein Wunder.

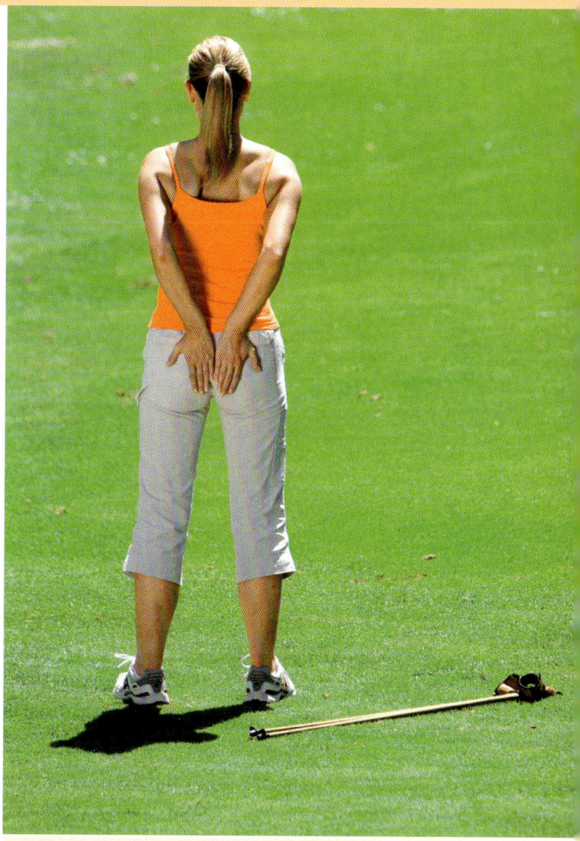

Erfühlen Sie das Muskelspiel

Unser Becken und unser Po sind nicht nur zum Sitzen da. Wie die Füße ist auch der Po in Vergessenheit geraten und somit viele aufrichtende Muskeln, die wir ständig benutzen sollten. Selten wird diese Region des Körpers berührt. Nehmen Sie den Po wieder wahr!

Kneifen der Pobacken

Legen Sie Ihre Hände auf Ihre Pobacken, sodass die kleinen Finger nahe beisammen sind. Kneifen Sie im aufrechten Stand einfach die Pobacken ganz fest zusammen und lösen Sie sie wieder. Wenn Sie die Spannung unter Ihren Händen spüren, machen Sie es richtig. Das, was Sie nun fühlen, ist die Pomuskulatur. 20-mal an- und entspannen, 3-mal wiederholen. Oder stellen Sie im Stand einfach mal ein Bein 20-mal nach hinten.

Heben im Sitz

Selbst wenn Sie beruflich viel sitzen müssen, können Sie die Pomuskulatur wahrnehmen und kräftigen. Setzen Sie sich aufrecht und frei auf einen Stuhl, das Becken in der Mittelposition. Spannen Sie die Pobacken an – bei richtiger Ausführung hebt sich nun der gesamte Körper etwas hoch und der Po wird härter.
Üben Sie das Anspannen der Gesäßmuskeln auch mal unter Anspannung der Muskeln von Stufe 1 (Vorfuß anheben) und Stufe 3 (Oberschenkel anspannen). Beine und Becken sind nun fixiert.

Fehler vermeiden:

Um Ihren Pomuskel richtig zu spüren, sollten Sie aufrecht, aber entspannt stehen. Halten Sie das Becken ständig stabil und sicher in der Ausgangsposition. Sobald sich die Muskulatur im Gesäß anspannt, würden sich gerne auch die Knie bewegen – halten Sie auch diese in der Ausgangsposition.

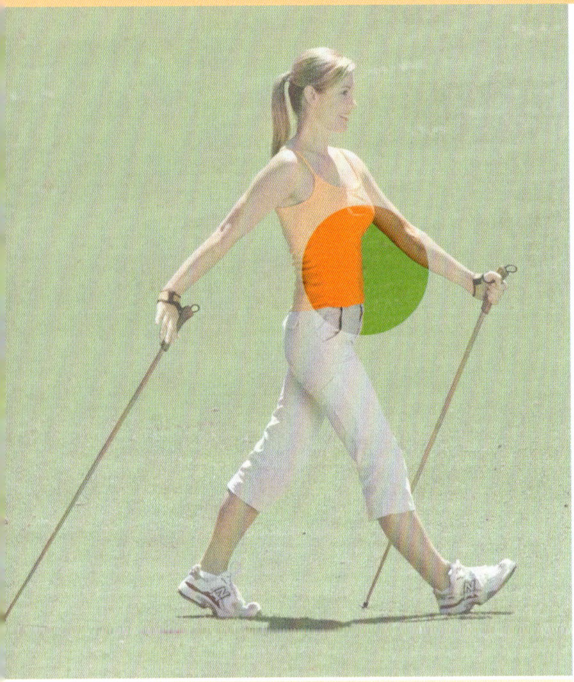

Stufe 5: Bauchmuskulatur

Stabilisation von Becken, Rippen und Brustkorb

Bauch und Rücken gemeinsam

Bei der Körperhaltung wirken natürliche Schwerkraft und die Spannung von Rücken- und Bauchmuskulatur zusammen. Jeder, der seine Rückenmuskeln trainieren möchte, sollte auch immer etwas für die Bauchmuskulatur tun, damit sich kein Ungleichgewicht ergibt.

Unsere Bauchmuskulatur erstreckt sich vom Brustbein und den Rippen bis runter zum Schambein und hat somit eine große Haltefunktion. Sie ist aber nicht nur dafür verantwortlich, dass unsere Organe am Ort bleiben, sondern arbeitet auch eng mit der Rückenmuskulatur zusammen. Ebenso erhält sie, sobald die Gesäßmuskulatur anspannt, einen Reiz und hält dagegen, was unserer Beckenstabilisation zugute kommt. Zusammen bilden Po-, Bauch- und Rückenmuskulatur ein komplexes »Muskelkorsett«, welches uns im Gleichgewicht hält.

Attraktivität in bester Form

Die Bauchmuskulatur setzt sich aus fünf einzelnen Muskeln zusammen:

- der gerade Bauchmuskel (M. rectus abdominis oder kurz Rektus)
- der äußere schräge Bauchmuskel (M. obliquus externus abdominis)
- der innere schräge Bauchmuskel (M. obliquus internus abdominis)
- der quere Bauchmuskel (M. transversus abdominis oder kurz Transversus)
- der quadratische oder viereckige Lendenmuskel (M. quadratus lumborum)

Die Wahrnehmung dieser gesamten »Muskelplatte« dürfen Sie nun wieder neu erleben. Ganz nebenbei bekommen Sie auch noch einen flachen Bauch, der einfach schöner aussieht. Krumme Haltung und langes, kraftloses Sitzen lassen die Bauchmuskulatur abschwächen, da sich hierbei Brustbein und Schambein annähern.

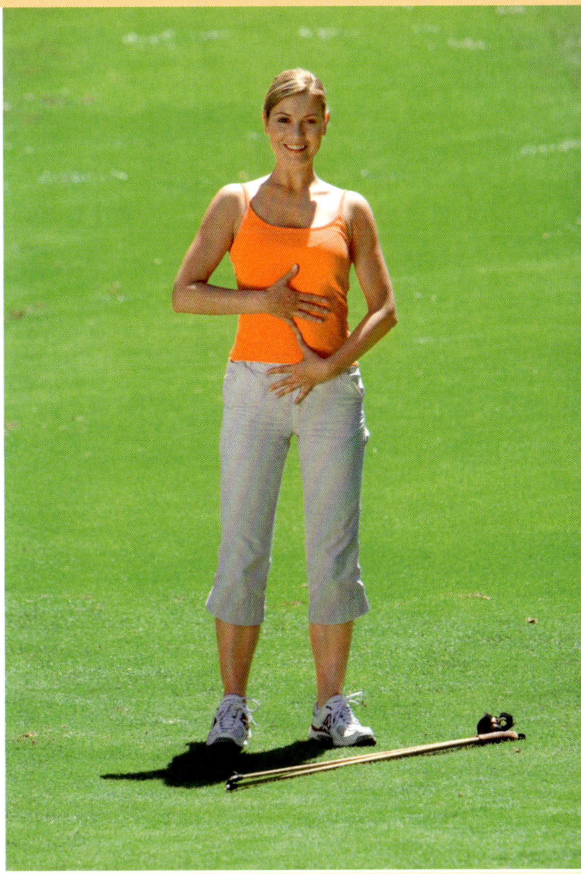

Einziehen des Bauches

Straffen Sie den Bauch: Stehen Sie aufrecht und legen Sie die Hände auf den gesamten Bauch. Spannen Sie die Bauchmuskulatur an, ohne sich zu bewegen. Ziehen Sie dann den Bauch ein – stellen Sie sich vor, Sie ziehen Ihren Nabel nach hinten an die Lendenwirbelsäule. Wiederholen Sie diese Übung 20-mal.

Spannung im Sitz

Setzen Sie sich einfach aufrecht auf eine stabile Unterlage, die Füße flach am Boden. Als Profi können Sie jetzt ja schon die Muskeln der Stufen 1 bis 4 anspannen; nun noch die Bauchmuskulatur dazu! 20-mal wiederholen und dabei die Wirbelsäule immer aufrecht halten.

Bauchmuskeln vermindern den Druck auf die Bandscheiben

Eine besondere Unterstützung des Rückens bieten die Bauchmuskeln beim Heben schwerer Lasten. Durch tiefes Einatmen und Luftanhalten während des Hebevorganges erhöht sich die Anspannung der Bauchmuskulatur. Der Druck in der Brust- und Bauchhöhle steigt. Dadurch sinkt der Druck, den die Bandscheiben beim Heben schwerer Lasten aushalten müssen, um 30 bis 50 Prozent. So wird der Rücken entlastet. Dieser Mechanismus, Bauchpresse genannt, wird auch beim Stuhlgang und bei den Presswehen während der Geburt genutzt.

Fehler vermeiden:

Aufrechter Stand, die Hände über die gesamte Fläche der Bauchmuskeln gelegt, das Brustbein angehoben, das Becken in der Mittelposition bei angespannter Pomuskulatur ausgerichtet: Nur so können Sie die Bauchmuskeln erfühlen.

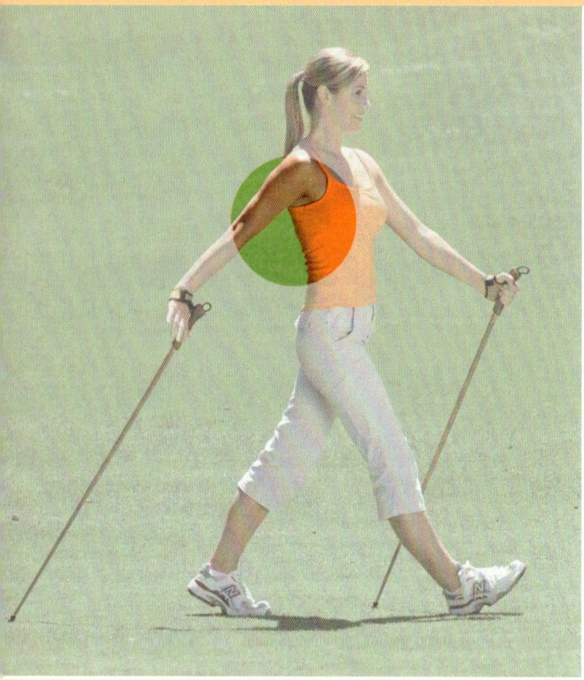

Stufe 6: Rückenmuskulatur

Stabilisation in BWS/LWS/Becken

Pflegen Sie das Wunderwerk

Hier gibt es in der Tat vieles zu pflegen: Alles in allem sind es rund 200 Muskeln, Sehnen und Bänder, die die hohe Beweglichkeit unserer Wirbelsäule ausmachen. Richten Sie sich so oft wie möglich am Tag auf und bewegen Sie sich rückengerecht, denn: Nur mit einer intakten Wirbelsäulenstruktur können Sie gerade durchs Leben gehen.

Unsere Wirbelsäule ist Stütze des Rumpfes, Träger des Kopfes, an ihr hängen die Rippen, der Schultergürtel und die Arme. Sie verläuft beim Menschen nicht genau durch die Mitte des Körpers, sondern sie liegt ziemlich weit hinten, damit unsere Organe, geschützt durch die Rippen, noch Platz haben. Damit ein Mensch sich aufrichten kann und ihn nicht das Gewicht von Brust, Bauch und Eingeweiden sofort wieder nach vorne umfallen lässt, braucht er ein komplexes Geflecht aus Muskeln. Unsere Rückenmuskeln wirken der Schwerkraft entgegen und halten uns aufrecht, indem sie nach hinten/oben ziehen.

Muskeln für die Aufrichtung

- M. errector spinae – langer Rückenmuskel – richtet die Wirbelsäule komplett auf
- M. trapezius / Kapuzenmuskel – zieht das Schulterblatt heran und senkt es
- M. latissimus dorsi – breiter Rückenmuskel – senkt und zieht das Schulterblatt heran – Innenrotation und Armführung nach hinten
- M. quadratus lumborum – viereckiger Lendenmuskel – senkt die Rippen

Unsere Rückenmuskeln ermöglichen den aufrechten Stand. Die Bauchmuskeln, als Gegenspieler, beugen den Körper nach vorne.

Bei Seitwärtsneigungen und Drehbewegungen des Körpers unterstützt die Bauchmuskulatur die Arbeit der Rückenmuskeln.

Im Übrigen haben die Rückenmuskeln auch einen direkten Einfluss auf unsere Körpersprache und darauf, wie wir nach außen wirken. Nehmen Sie sich also möglichst oft einige Minuten Zeit für die folgenden Übungen – dann werden Sie schon bald spüren, dass sich Ihr Rücken kräftiger anfühlt.

Schulterblätter »knutschen« lassen

Nehmen Sie eine aufrechte Körperposition ein, greifen Sie so weit es geht mit den Händen nach hinten zwischen die Schulterblätter und lassen Sie diese auch noch »knutschen«, das heißt bringen Sie sie zusammen.

Spätestens jetzt ist auch die Brustwirbelsäule aufgerichtet und das Brustbein angehoben. Das kann sich am Anfang fremd anfühlen, doch wiederholen Sie diese Übung 20-mal.

Schmetterling rückwärts

Richten Sie sich in leichter Schrittstellung von Stufen 1 bis 5 auf und halten Sie den Blick geradeaus. Nehmen Sie die Arme leicht gebeugt auf Schulterhöhe. Bringen Sie die Arme so weit wie möglich nach hinten, ziehen Sie die Schulterblätter zusammen und zusätzlich 20-mal nach unten. Die Schultern bleiben dabei ganz locker und so weit wie möglich von den Ohren entfernt.

Schmetterling im Sitz: Den »Schmetterling rückwärts« sollten Sie stündlich 20-mal durchführen, wenn Sie eine sitzende Tätigkeit haben.

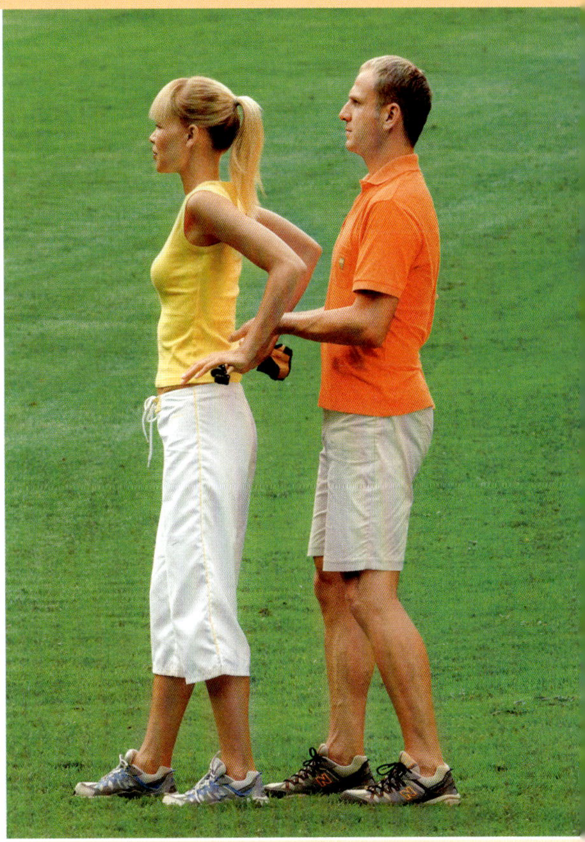

Partnerübung für den Rücken

Stellen Sie sich hintereinander in Schrittstellung. Der Partner hält die Stöcke hinter dem Rücken des Trainierenden, der sich mit geöffneten Händen leicht darauf stützt. Der Partner bietet Widerstand, während der Trainierende die Stöcke langsam in Richtung Boden schiebt. Anschließend hebt sie der Partner wieder in die Ausgangsposition zurück.

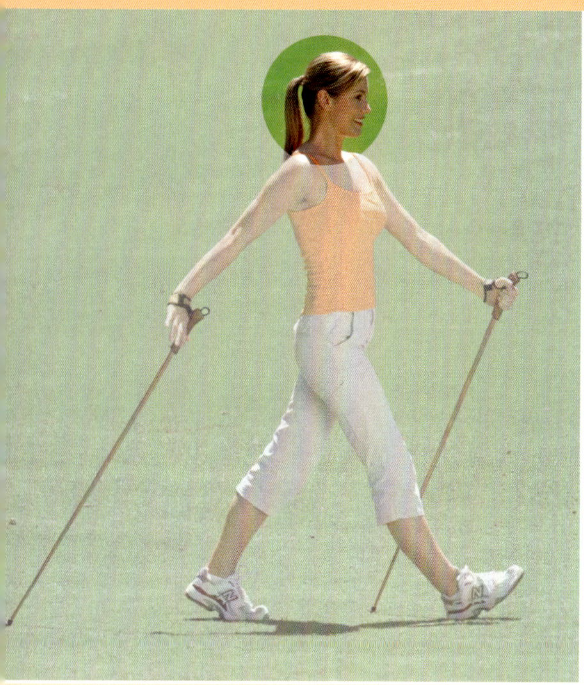

Stufe 7: Hals- und Nackenmuskulatur

Aufrichtung der HWS – Stabilisation des Kopfes

Mehrmals täglich aufrichten

Legen Sie sich öfter am Tag mal eine gedachte Murmel auf den Kopf – oder vielleicht auch direkt ein Buch zum Üben.
Mit einer aufgerichteten Halswirbelsäule können Sie Muskelverspannungen in Schulter und Nacken entgegenwirken.

Die Halswirbelsäule ist der beweglichste Teil der Wirbelsäule und der einzige, der frei, ohne Schutz anderer Strukturen, der Umwelt ausgesetzt ist. Die HWS muss viel halten, 5 bis 7 Kilogramm Kopfgewicht, und auch viel aushalten: häufigen Stress, Haltungsfehler, Bewegungseinschränkungen und Muskelverspannungen. Ruckartige Bewegungen setzen ihr zu, genau wie Fehlhaltungen beim Sitzen. Stürze (Schleudertrauma) können sogar die gesamte Muskulatur lahm legen.

Blickweisende Muskeln

- M. erector spinae – langer Rückenmuskel – richtet die Halswirbelsäule auf
- M. levator scapulae – Schulterblattheber – hebt das Schulterblatt
- M. sternocleidomastoideus/Kopfdreher – stellt den Kopf fest und richtet ihn auf

Zu jemanden, der erschöpft ist oder niedergeschlagen, sagt man häufig aufmunternd: »Lass den Kopf nicht hängen«. In diesen Worten steckt schon drin, dass auch die Psyche Einfluss auf die Kopfhaltung hat. Fühlen wir uns belastet, schiebt sich der Kopf nach vorne und ein so genannter »Geierhals« entsteht. Eine falsche Kopfstellung kann auch durch eine Fehlhaltung des Beckens entstehen, die sich nach oben hin fortsetzt.

Im Folgenden heißt es nun: Hals lang, Kinn ran und Blick in die Ferne – dann stellt sich ein gerader und schmerzfreier Hals ganz von alleine ein.

Erhobenes Haupt

Stehen Sie aufrecht in entspannter Haltung. Halten Sie die Augen geradeaus und ziehen Sie das Kinn nach hinten. Die Hand unterstützt die Bewegung. Richtig gemacht haben Sie es, wenn das Gefühl eines Doppelkinns entsteht.

Das Kinn auf dem Brett

Stellen Sie sich vor, Sie schieben Ihr Kinn auf einem Brett nach vorne (ein Geierhals entsteht). Nun ziehen Sie es auf dem Brett wieder zurück. Im Nacken müssten Sie nun deutlich spüren, wir sich die Muskulatur einmal verkürzt und dann wieder ganz lang wird. 20-mal wiederholen; so kann die Nackenmuskulatur diese Bewegung abspeichern.

»Anti-Geierhals« überall: Üben Sie, egal wo Sie sind, wo Sie sitzen, gehen oder stehen an dieser Stufe.

Sie haben es geschafft!

Herzlichen Glückwunsch, Sie haben die 7 Stufen der muskulären Aufrichtung kennen gelernt und sind somit auf dem besten Weg, in Zukunft attraktiv und aufrecht durchs Leben zu gehen. Wenn Sie die vorgestellten Übungen für alle Muskelgruppen regelmäßig durchführen, werden Sie merken, dass Sie größer als vorher wirken. Auch wenn es Ihnen vielleicht nicht immer leicht fallen wird, sich die aufrechte Position anzueignen – bleiben Sie am Ball, es lohnt sich!

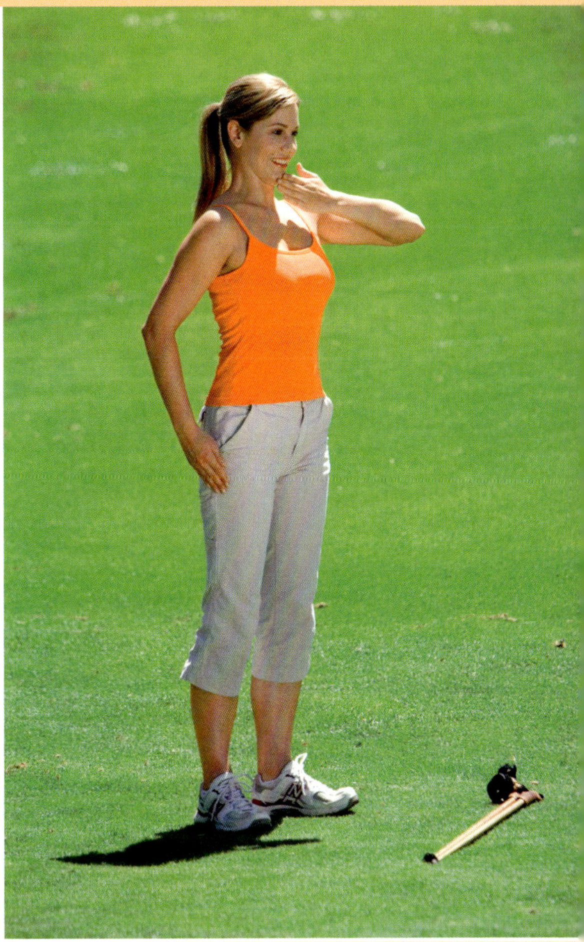

Fehler vermeiden:

Training der Halswirbelsäule heißt oft, gewohnte Haltungen zu ändern. Lassen Sie sich in den Anfängen dabei von einer kompetenten DNV Instruktorin kontrollieren oder trainieren Sie vor einem Spiegel.

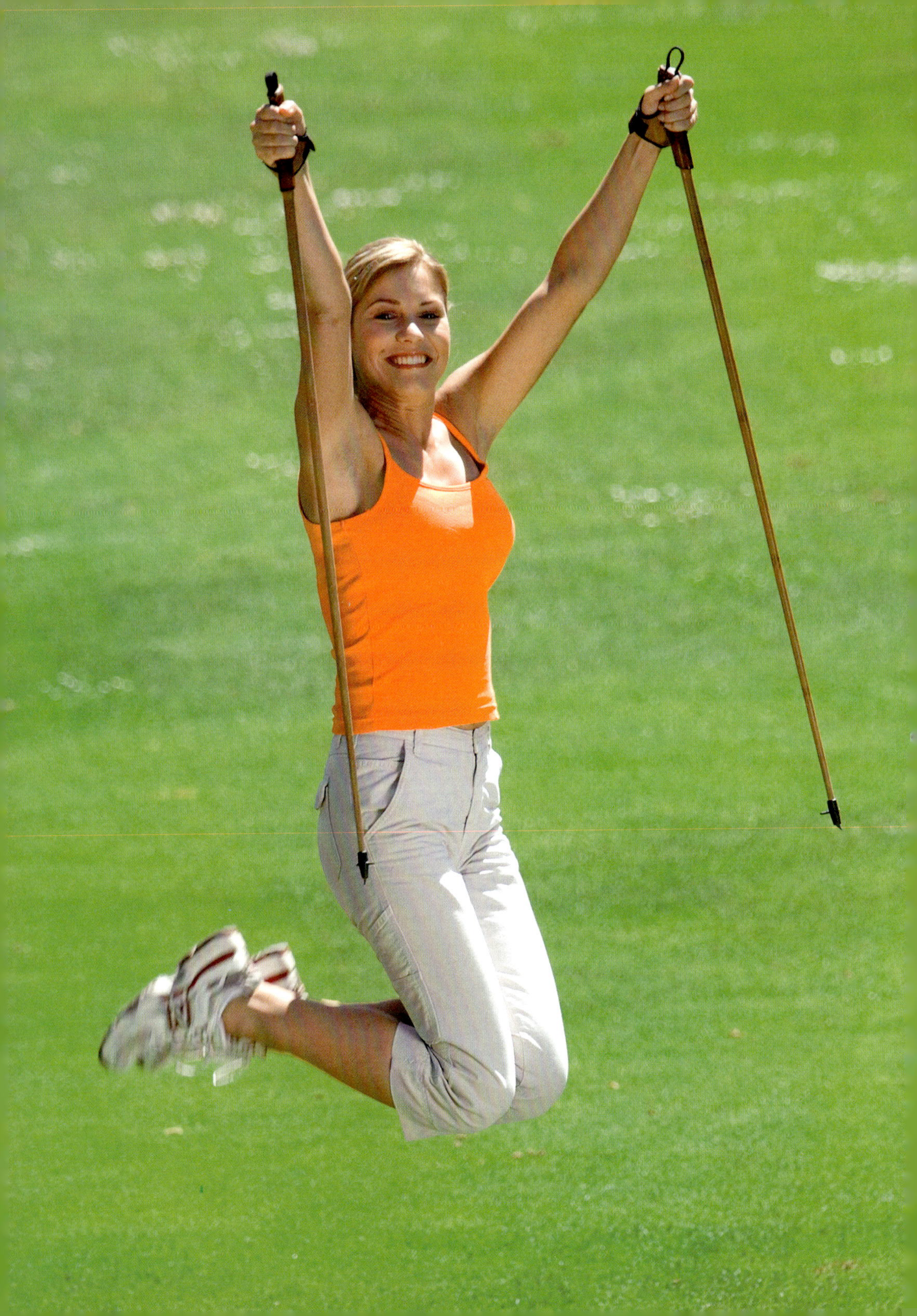

5 Ergänzungstraining von Fuß bis Kopf

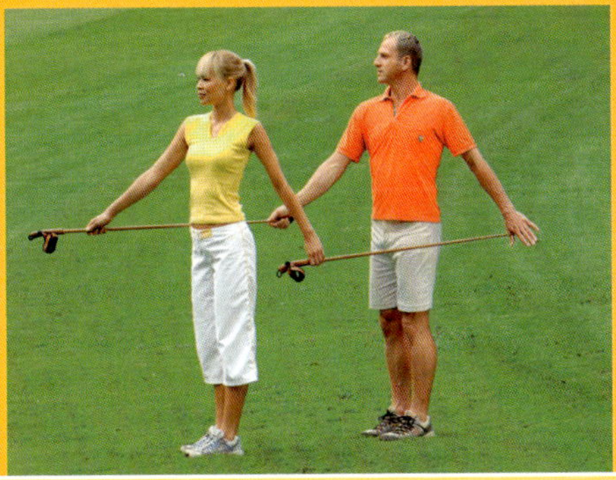

Die aufrechte Haltung von Fuß bis Kopf über einen längeren Zeitraum verlangt spezielles Training. Durch den Einsatz der Stöcke können die dafür notwendigen Muskelgruppen trainiert werden. Durch ganzheitliche Bewegungen werden Koordination, Kraft, Ausdauer und Entspannung geschult.

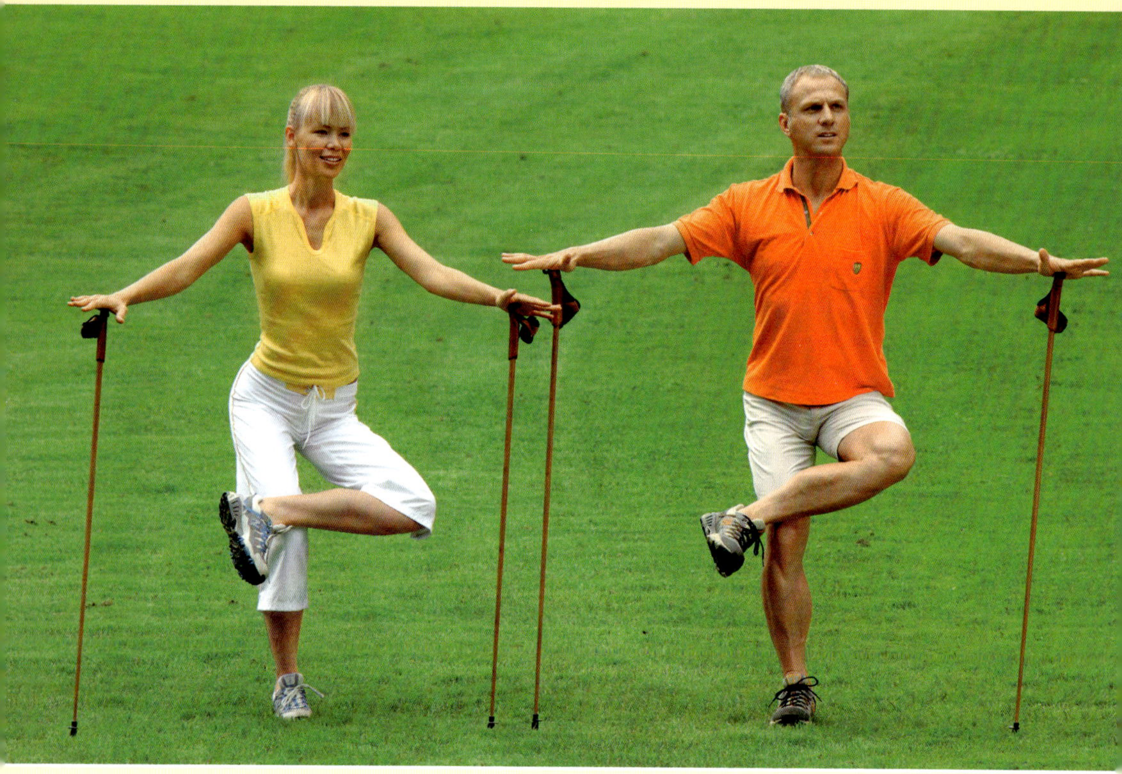

Funktionelle Bewegung

Ergänzungstraining beinhaltet alle Übungsformen, die den Körper in funktionelle Bewegung bringen. Es handelt sich um Mobilisations-, Kräftigungs-, Entspannungs- und Dehnübungen mit dem Ziel, Dysbalancen im Körper auszugleichen. Wenn ein Muskel verkürzt ist und somit seine eigentliche Funktion nicht mehr erfüllen kann, sollte man ihn dehnen. Dadurch ist er auch in der Lage, einem Gelenk wieder mehr Spielraum zu geben. Dies wiederum ist für den Knorpel an dem betroffenen Gelenk hervorragend, da er durch mehr Bewegung auch stärker »durchsaftet« wird. Einseitige Druckbelastung kann somit abgebaut werden, und die Folge ist Schmerzminderung.

Wirkungsvolle Übungen

Ziel des Trainings ist es, den Körper in seiner ganzen Form wahrzunehmen. Viele haben verlernt, den eigenen Körper zu spüren. So kommt es, dass schon kleinste Belastungen der Muskulatur als Schmerz empfunden werden und ein leichtes Ziehen als Überdehnung.
Weiterhin wissen viele nicht mehr, wo ihre Belastungsgrenze liegt. Die Folge davon kann Angst vor Überlastung sein, selbst wenn es für den Körper keine ist – doch das Gehirn sagt: »Zu viel!«
Die Kraft und die Gesundheit des Rückens hängen einerseits von Muskeln, andererseits von dynamischen und statischen Komponenten ab. Muskelkraft, Ausdauer, allgemeine Fitness, stabile Haltung, Bewegungskoordination, gut durchblutetes Bindegewebe sowie kräftige und stabile Bänder sind Bestandteile des kleinen Gesundheitsalphabets des Rückens.
Deshalb: Fangen Sie langsam an und begeben Sie sich in kompetente Hände, die Sie liebevoll an Ihr Ziel bringen. Kleine Einheiten in regelmäßigen Abständen tun den Muskeln, Gelenken und Bändern, dem Binde- und dem Knorpelgewebe besonders gut.
»Wer rastet, der rostet.« Nicht nur Bewegungsmangel ist Gift für unsere Gelenke, auch Bewegungsmonotonie tut ihnen nicht gut. Wenn wir immer nur eine Bewegung ausführen, wird auch immer nur eine Struktur im Körper belastet. Daher ist es ratsam, unterschiedliche und abwechslungsreiche Übungen in jedes Training einzubeziehen, damit wirklich alle Strukturen davon profitieren.
Vor allem Übungen, die auf Rotationsbewegungen abzielen, bringen das gewisse Etwas für die Aufrichtung, denn die Mobilisation der Wirbelsäule in Verbindung mit Kräftigung ist besonders effektiv. Auf den folgenden Seiten finden Sie eine kleine Auswahl an erprobten und wirkungsvollen Übungen.

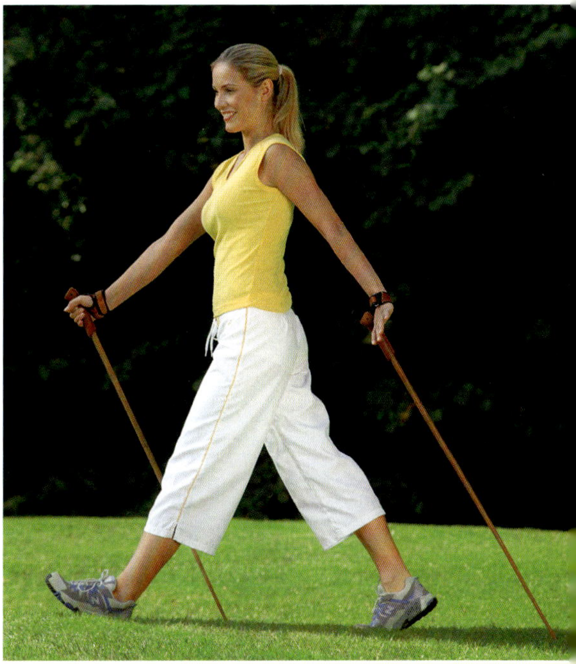

Kleine Übungseinheiten in regelmäßigen Abständen – auf geht's!

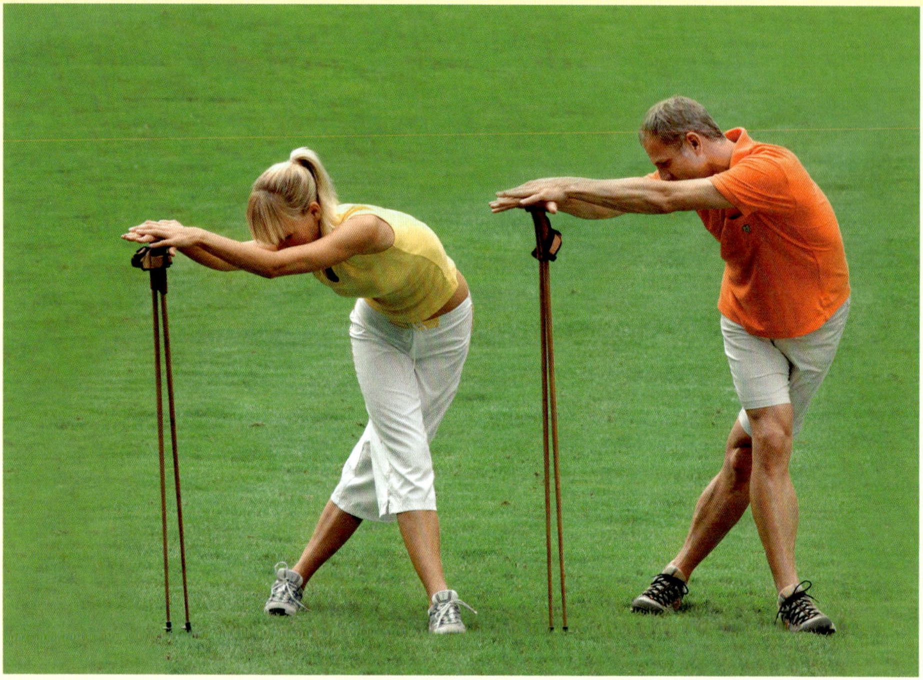

Spiraldehnung des gesamten Körpers

So machen Sie es richtig

1 Im Stand das linke Bein hinter das rechte stellen, die Stöcke nach rechts, sodass eine Spiralbewegung entsteht.

2 Die Arme lang machen, die Wirbelsäule hängt locker in Richtung Boden.

3 Halten Sie diese Stellung 20 Sekunden, danach langsam lösen und die Seite wechseln. 3-mal auf jeder Seite.

■ Darauf sollten Sie achten

Diese Übung dehnt viele Muskeln, Muskelketten, Sehnen und Bänder. Sie sollte auf keinen Fall schmerzen, man darf aber deutlich spüren, dass sich dort etwas tut.

■ Das haben Sie davon

Bei regelmäßiger und korrekter Ausführung schenken Sie Ihrem Körper neue Anreize. Er darf wieder neu erleben, wie er sich in bestimmten Positionen anfühlt, und kann diese neuen Erfahrungen abspeichern und als positiv verarbeiten. Gerade bei dieser Spiralbewegung über die Körpermitte hinaus erfährt er entspannte kreuzkoordinative Bewegungsmechanismen. Diese schaffen in unserem Gehirn einen Ausgleich und bringen Ruhe mit sich.

Rein funktionell betrachtet, erweitern Sie das Bewegungsausmaß von Muskeln, Bändern, Sehnen und Gelenken.

So machen Sie es richtig

Rollen Sie sich mit den Stöcken in der Hand maximal ein und rollen Sie sich anschließend um ein Maximales wieder aus.

1 Ziehen sie Ihr Knie hoch und küssen Sie es, die Stöcke dabei ganz fest an den Bauch heranziehen.

2 Und nun aus dieser Position ganz lang machen – Arme und Beine.

Darauf sollten Sie achten

Ihr Körper wird Ihnen an einem bestimmten Punkt signalisieren: Bis hierhin kann ich. Das betrifft beide Bewegungsrichtungen. Hören Sie auf ihren Körper und arbeiten Sie sich Schritt für Schritt weiter in die Bewegung hinein. Halten Sie während der Ausrollphase die Bauchmuskulatur angespannt und atmen Sie ruhig aus.

Machen Sie die Übung immer ohne Schwung – nur mit geführten Bewegungen kommen Sie ans Ziel.

Das haben Sie davon

Die Endposition kräftigt sämtliche rückwärtigen Muskelgruppen von Fuß bis Kopf. Die eingerollte Position gibt Flexibilität. Es werden die aufrichtenden Muskeln gegen die Schwerkraft gekräftigt, also genau so, wie wir sie im Alltag benötigen. Des weiteren trainieren Sie die Gleichgewichtsfähigkeit, ohne die wir nicht stehen könnten. Haltung ist ein Spiel mit dem Gleichgewicht und jede neue Bewegung fordert diese Fähigkeit heraus.

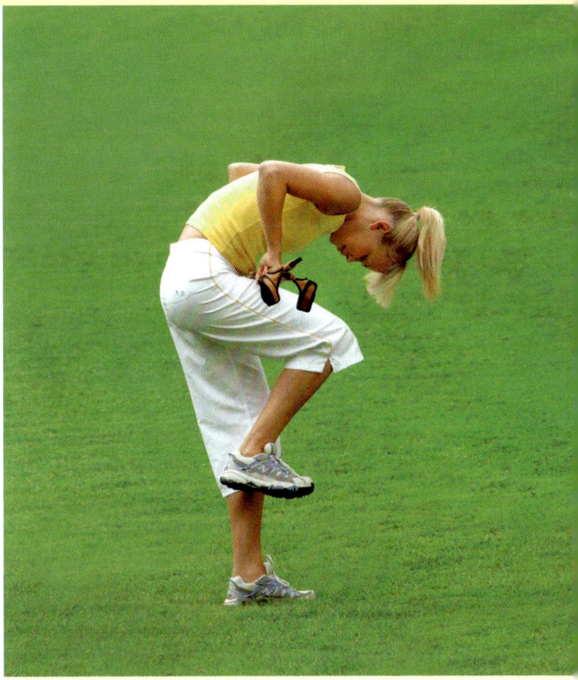

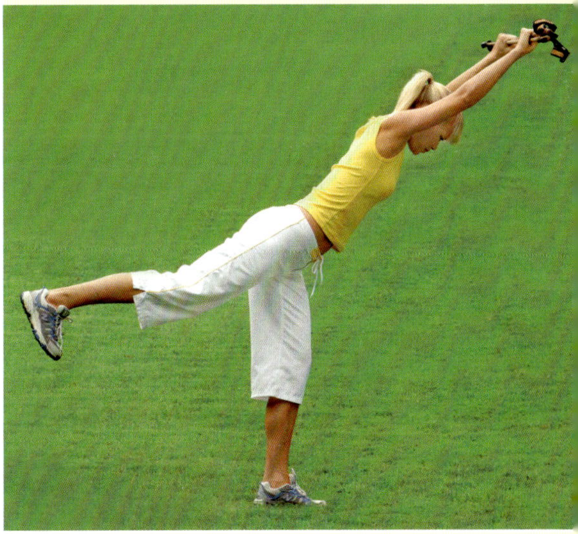

Ganzkörperrolle

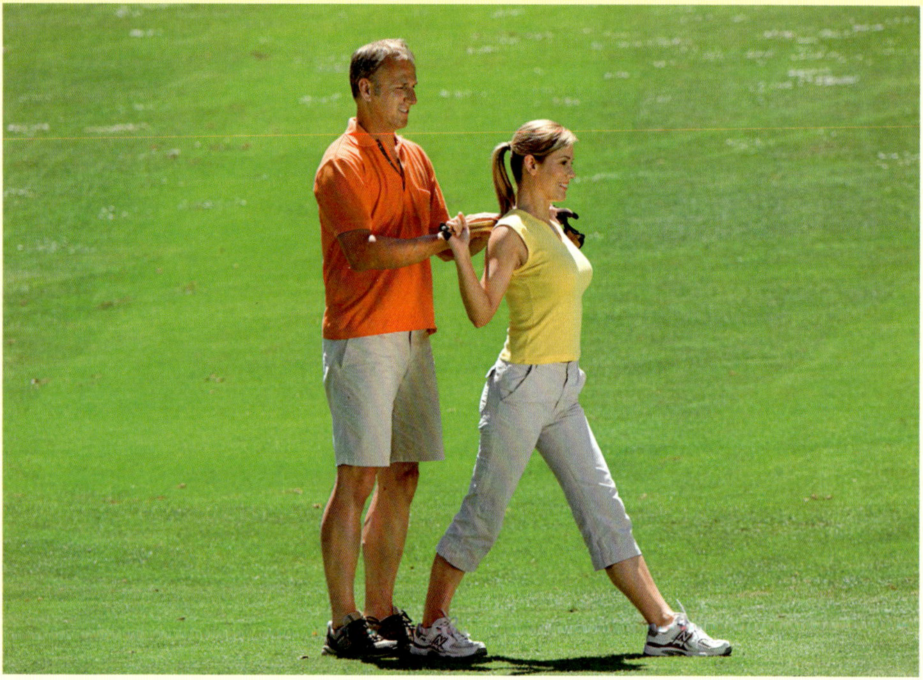

Die »Nackenpresse« – Partnerübung

So machen Sie es richtig

1 Stellen Sie sich aufgerichtet in Schrittstellung vor den Partner. Die Stöcke hinter den Kopf, Becken aufrichten, Bauch anspannen und Kinn heranziehen, die Ellenbogen so weit nach hinten wie möglich.

2 Der Partner legt locker die Hände auf die Stöcke.

Darauf sollten Sie achten

Je weiter Sie die Hände auseinander halten, desto leichter wird es Ihnen fallen, die Stöcke hinter den Kopf zu nehmen. Lassen Sie keine Ausweichbewegungen an sich zu.

Das haben Sie davon

Selten haben wir tagsüber die Arme hinter dem Kopf, daher richtet schon die Ausgangsposition die Wirbelsäule auf und öffnet den Brustkorb. Sie dehnt die vorderen Muskeln vom Brustkorb bis zu den Armen und kann deswegen, wenn sie verkürzt sind, anfänglich etwas schwer fallen. Des Weiteren können Sie in dieser Position mehr Sauerstoff aufnehmen, was dem Kreislaufsystem zugute kommt. Zusammen mit der Anspannung der Bauch- und Pomuskulatur haben wir hier ein fixierendes Training für den Übergang Bein – Becken – Oberkörper.

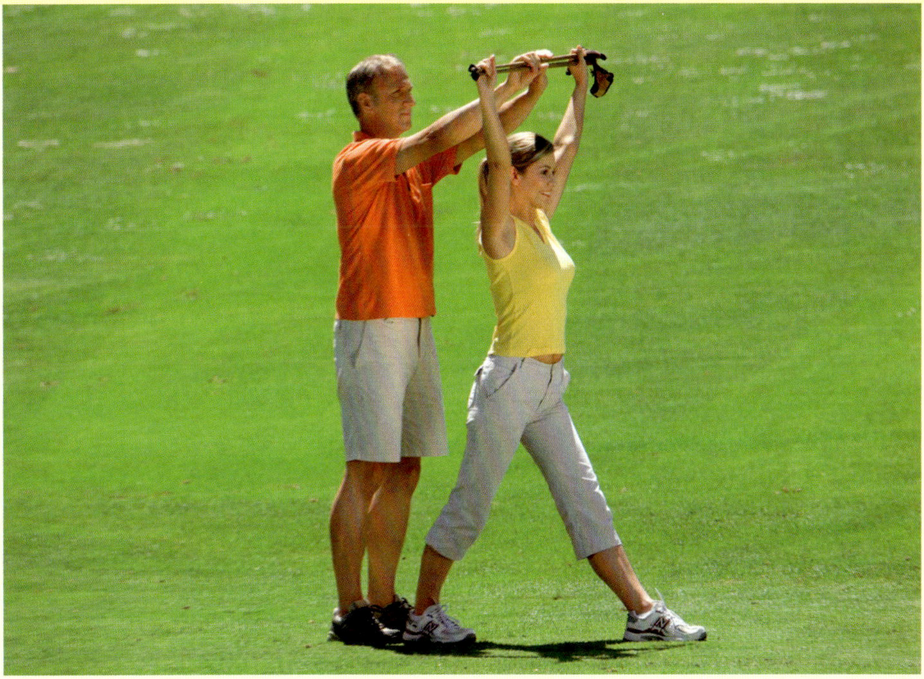

Die »Nackenpresse« – Endposition

So machen Sie es richtig

1 Aktivieren Sie die Muskeln aus den Stufen 1 bis 7 der Aufrichtung! Drücken Sie langsam beide Stöcke gegen einen leichten Widerstand vom Hintermann nach oben. Machen Sie die Arme lang, aber nicht überstrecken!

2 Oben für einen kurzen Moment verweilen. Anschließend ohne Widerstand des Partners in die Ausgangsposition hinter den Kopf zurück.

10-mal wiederholen.

Darauf sollten Sie achten

Führen Sie die Bewegung ruhig und durchgehend durch. Schwung oder Nachdrücken macht die Übung sinnlos. Es geht um gleichmäßige Muskelkräftigung gegen die Schwerkraft. Wenn Sie die Wirbelsäule während der Übung stabil halten, bereiten Sie sie auf den Alltag vor und machen sie stark.

Das haben Sie davon

Die Wirbelsäule hat nicht allein den Nutzen. Die Armstrecker werden gekräftigt, also genau die Muskeln, die wir während der Schubphase beim Nordic Walking benötigen. Sie halten das Ellenbogengelenk stabil und bieten uns damit die Möglichkeit, kraftvoll nach hinten zu schieben.

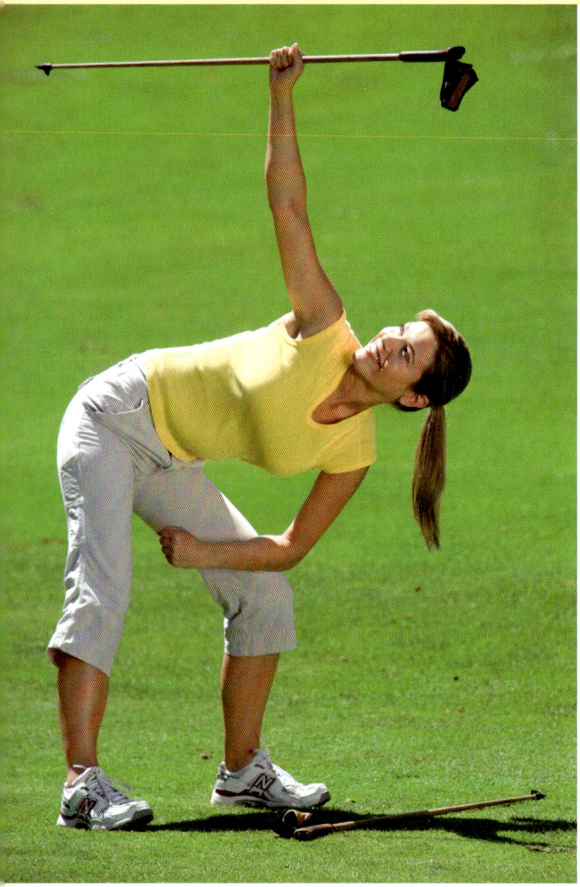

Der »Stock-Sumo-Ringer«

So machen Sie es richtig

Sie sehen die Endstellung mit leicht gebeugten Beinen, tiefem Becken, dem linken Ellenbogen auf dem linken Oberschenkel abgestützt, Blick nach oben.

1 Gehen Sie breitbeinig wie ein Suomo-Ringer in die Tiefe und stützen Sie beide Ellenbogen auf den Oberschenkeln ab – in der rechten Hand halten Sie den Stock.
2 Drehen Sie nach rechts oben auf. Der Arm wird lang nach oben gestreckt, der Oberkörper dreht sich, rotiert. Der linke Ellenbogen bleibt exakt am Fleck.
3 Am Endpunkt der Bewegung Brust raus, Bauch anspannen und Schulterblätter zusammenziehen.
4 Kurz halten, langsam zurück.

10-mal üben, dann Seitenwechsel.

Darauf sollten Sie achten

Alles, was unterhalb der Taille ist, also Becken und Beine, bleibt absolut fest. Die Bewegung findet ausschließlich darüber statt, von der Lendenwirbelsäule aufwärts bis zum Kopf, samt Arm. Der Drehpunkt befindet sich in der aufgestützten Schulter.

Das haben Sie davon

Diese Übung vereint Rotations-, Kräftigungs-, Dehnungs-, Haltungs- und Gleichgewichtstraining im besten Sinne. Sie bewegen und drehen sich gegen die Schwerkraft und bieten Ihren Körperstrukturen eine völlig neue Erfahrung.

Neue Perspektive

Die Welt mal aus einem anderen Blickwinkel zu betrachten bringt Abwechslung und hilft, Körper, Geist und Seele zu aktivieren.

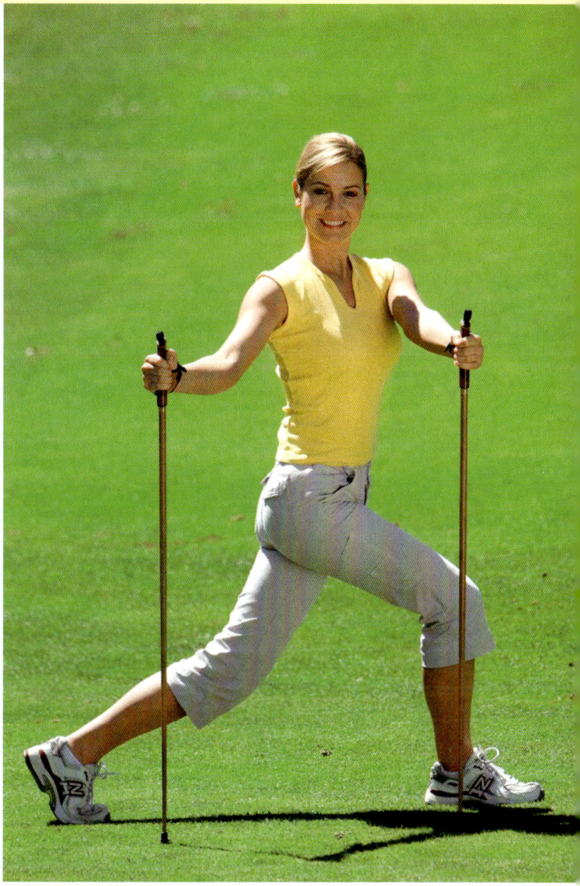

Lunches mit Rotation

So machen Sie es richtig

1 Aus dem aufrechten Stand nehmen Sie das linke Bein in einen leichten Ausfallschritt nach hinten.

2 Stellen Sie nun die Stöcke mit langen Armen nach rechts, sodass sich Ihr Oberkörper mitdreht.

3 Nun bewegen Sie das linke Knie abwärts in Richtung Boden. Das rechte vordere Knie beugt sich dadurch mit an. Dort für 10 Sekunden halten, dann wieder in den aufrechten Stand.

10 Wiederholungen, dann Seitenwechsel. Insgesamt 3 Durchgänge.

Darauf sollten Sie achten

Beim Anbeugen des vorderen Beines immer darauf achten, dass das Knie über der Ferse ist – der Unterschenkel bleibt senkrecht. Das verhindert einen Druckanstieg im Knie, der auf Dauer Schäden am Knorpel und den Menisken hervorrufen kann.

Halten Sie während der ganzen Zeit die aufrechte Position mit Anspannung der Muskeln der Stufen 4 bis 7. Gehen Sie immer nur so weit, wie es Ihr momentaner Körperzustand zulässt.

Das haben Sie davon

Sie werden es merken – es ist Bewegung in Perfektion. Diese Übung beinhaltet alles, was man sonst in Einzelübungen trainiert, dehnt und stabilisiert. Sie ist ein Alleskönner für Mobilisation, Kräftigung und Dehnfähigkeit der Beine, und der Kreislauf kommt in Schwung.

Mit Musik trainieren

Abwechslung bei dieser Übung schaffen Sie durch Tempowechsel. Mit Musik erhöhen Sie den Spaßfaktor um ein Vielfaches.

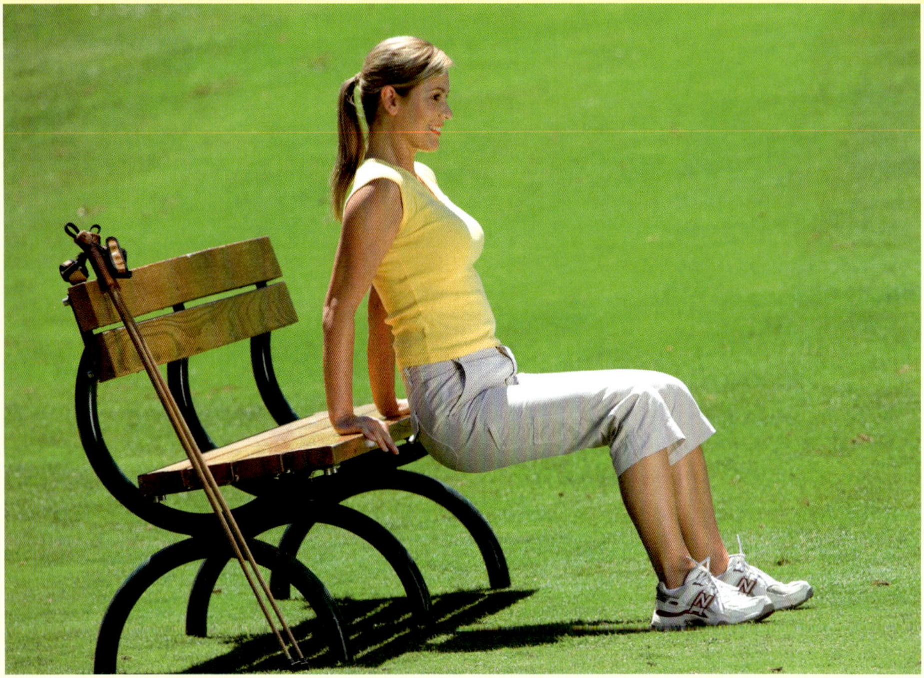

Bankdrücken – Ausgangsposition

So machen Sie es richtig

1 Setzen Sie sich auf eine feste Bank und stützen Sie sich mit den Handballen auf. Die Finger hängen frei.

2 Den Po etwas nach vorne schieben, sodass er leichten Kontakt zur Bank behält, aber frei in der Luft hängt.

3 Die Beine angebeugt aufstellen. Die Arme sind lang.

Darauf sollten Sie achten

Nehmen Sie Ihr Eigenwicht wahr und halten Sie sie sich stabil! Am Anfang wird Ihnen dies schon genügen – es bedarf etwas Übung, hier nicht aus dem Gleichgewicht zu kommen.

Das haben Sie davon

Bei dieser Übung werden die Muskeln von Becken, Wirbelsäule, Schulterblättern und Schultern miteinander verbunden und stabilisiert.

Vor allem der Musculus Latissimus dorsi, der lange Rückenmuskel, kommt hier voll in Funktion. Beim Nordic Walking unterstützt er das kontrollierte Führen des Armes nach hinten und richtet uns dabei auf.

Für Frauen auch entscheidend: die Kräftigung der hinteren Oberarmmuskeln. Sie verhindern, dass allzu viel Gewebe dort irgendwann schlapp herunterhängt.

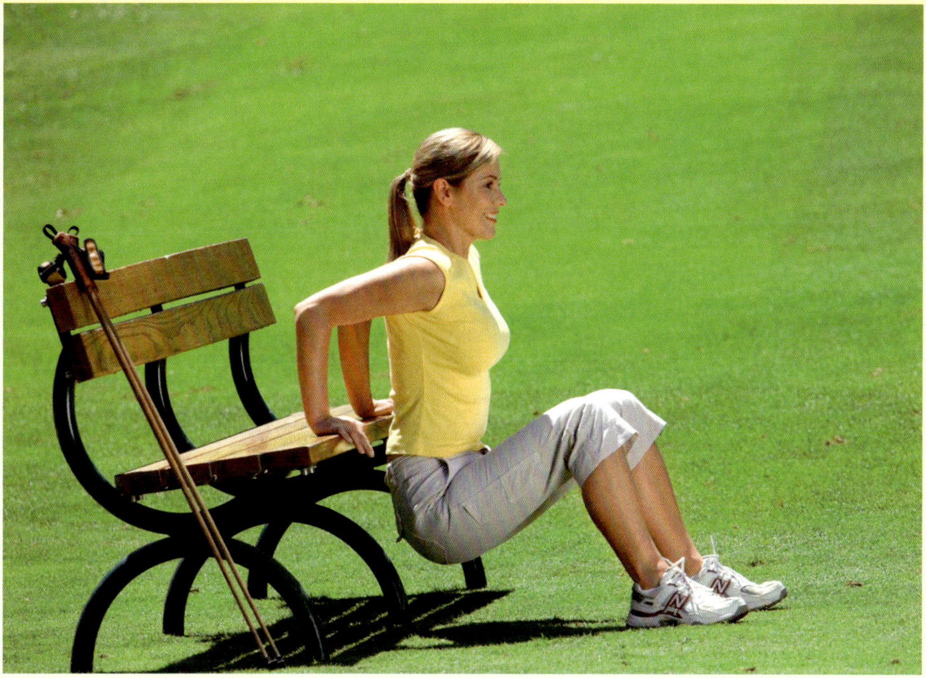

Bankdrücken – Endposition

So machen Sie es richtig

1 Aus der Stützposition bewegen Sie langsam den Po in Richtung Boden. Die Arme dabei anbeugen. Der Rücken bleibt so nah wie möglich an der Bank.
2 Halten Sie die Spannung der Bauchmuskulatur die ganze Zeit aufrecht. So kippt das Becken nicht nach vorn.
3 Verharren Sie unten einen Moment, dann nach oben zurück.

10-mal wiederholen, das Ganze 3-mal.

Darauf sollten Sie achten

Entscheidend ist nicht, wie tief Sie runterkommen. Achten Sie auf den leichten Rückenkontakt zur Bank, so bleiben Sie in der richtigen Bewegungsebene. Holen Sie beim Weg nach oben die Kraft möglichst nur aus den Armen. Die Beine und Füße geben zwar Halt, aber übernehmen dabei keine Kraftarbeit. Beginnen Sie mit leichten Hochs und Tiefs, bis es Ihnen leichter fällt.

Das haben Sie davon

Stützkraft ist gleich Aktivität und andersherum. Wer sich hoch stützen kann, ist auch in der Lage, dort oben aktiv zu werden. Nur wenn unser Knochengerüst durch Muskeln oben gehalten werden kann, können wir aufrecht gehen.

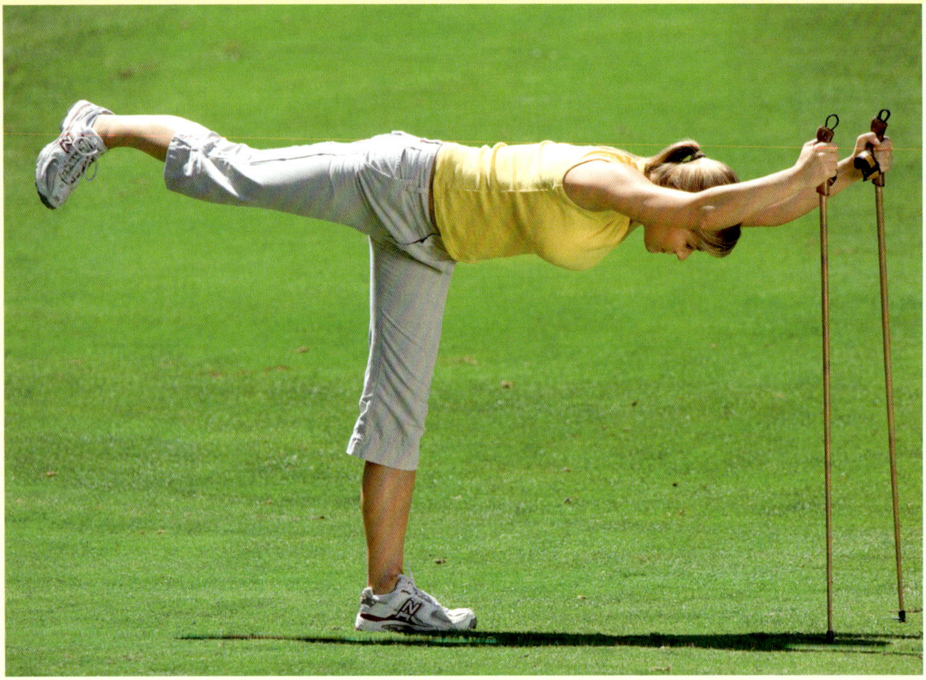

Standwaage – Beine

So machen Sie es richtig

Wir alle kennen sie, die Standwaage.

1 Stützen Sie den Oberkörper vorne auf den Stöcken ab.
2 Heben Sie ein Bein nach hinten hoch, bis es auf gleicher Höhe ist wie Ihr Gesäß. Das Standbein ist leicht gebeugt, der Rest des Körpers angespannt und stabil. Bilden Sie eine Linie von den Händen bis zum Fuß.
3 Machen Sie nun 10 kleine Bewegungen mit dem Bein auf und ab – oben für 10 Sekunden ruhig halten – und nochmal 10.

Das Ganze 3-mal, danach die Seite wechseln.

Darauf sollten Sie achten

Gehen Sie beim Anheben des Beines nicht über Ihre Grenze, es sollte auf keinen Fall Schmerz aufkommen. Aber – ein kleiner Unterschied – es darf an einigen Stellen ziehen.

Das haben Sie davon

Die altbekannte Standwaage gibt Ihnen Kraft im hinteren Oberschenkel, der Pomuskulatur und im unteren Rücken – alles Muskeln, die unsere aufrechte Haltung stabilisieren. Zusätzlich kräftigt sie die Oberschenkelstrecker des Standbeines, die wir für einen stabilen und sicheren Gang benötigen.

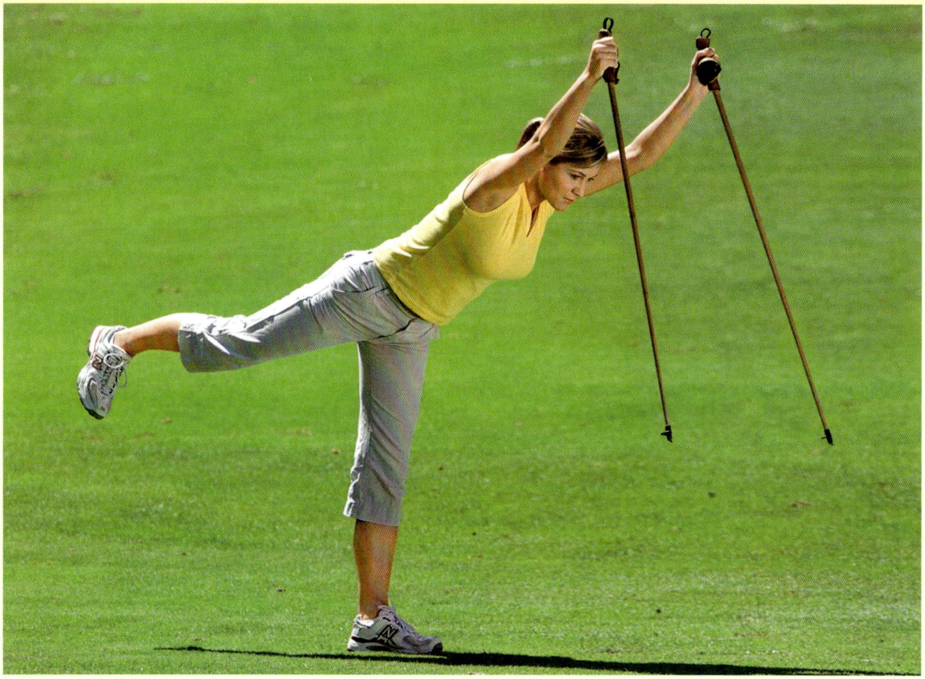

Standwaage – Arme

So machen Sie es richtig

Die Ausgangposition dieser Übung ist die hohe Endposition der »Standwaage – Beine« auf Seite 82.

1 Suchen Sie sich am Anfang einen ebenen Untergrund.
2 Das Bein ist in der Luft, der Körper stabil.
3 Heben Sie nun beide Stöcke gleichzeitig vom Boden 10-Mal hoch und wieder runter. Die Bewegung kommt aus Schultern und Rumpf, die Arme sind lang, der Rest bleibt ganz stabil.
4 Am Bewegungsende der Arme immer die Schulterblätter zusätzlich »knutschen« lassen.

Darauf sollten Sie achten

Versteinern Sie in der hohen Position, bevor Sie die Stöcke abheben. Je enger Sie die Stöcke zusammennehmen, desto effektiver wird die Übung.

Das haben Sie davon

Zusätzlich zu den Effekten der »Standwaage – Beine« bringen Sie mehr Bewegung in die Schultergelenke. Noch etwas Entscheidendes: Sie kräftigen und mobilisieren die Schulterblätter auf den Rippen. Jedes Mal, wenn Sie oben sind und die Schulterblätter zusammenziehen, rutschen diese auf den Rippen zur Wirbelsäule – eine »Anti-Buckel-Übung«.

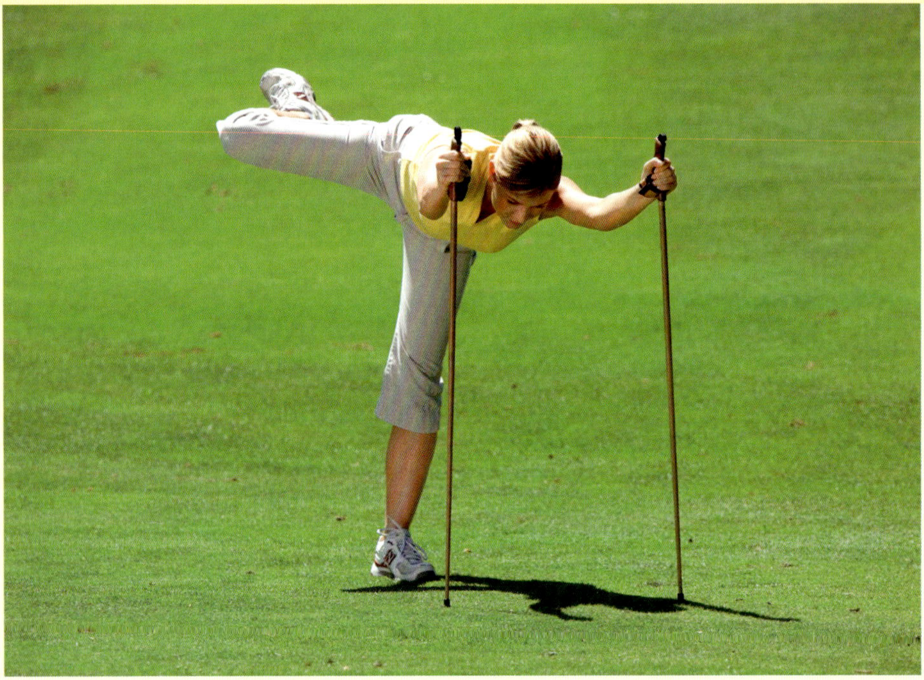

»Stand des Hundes«

So machen Sie es richtig

Auch bei dieser Übung ist die Ausgangsposition die hohe Endposition der »Standwaage – Bein« von Seite 82.

1 Suchen Sie einen ebenen Untergrund und stellen Sie die Stöcke vor sich.
2 Beugen Sie das Bein in der Luft zur Seite an, wie das Heben des Beines eines Hundes beim Pinkeln!
3 10-mal nach vorne anbeugen und wieder lang nach hinten führen.

Auf jeder Seite 3-mal üben.

Darauf sollten Sie achten

Üben Sie ruhig und konzentriert. Halten Sie den Rest des Körpers ganz stabil. Lassen Sie den Oberkörper exakt in der Ausgangsposition. Ausweichbewegungen zur Seite lassen die Übung zwar leichter erscheinen, doch sie erfüllt dann nicht den Zweck der Mobilisation und Kräftigung. Führen Sie die Bewegung nur so weit, wie es Ihre seitlich führende Muskulatur zulässt.

Das haben Sie davon

Sie üben ein Arbeiten nach oben gegen die Schwerkraft zur Aufrechterhaltung der rückwärtigen Muskulatur. Durch das Nach-vorne-Führen des Beines lernt die Bein-, Hüft- und Beckenmuskulatur die seitliche Führung.

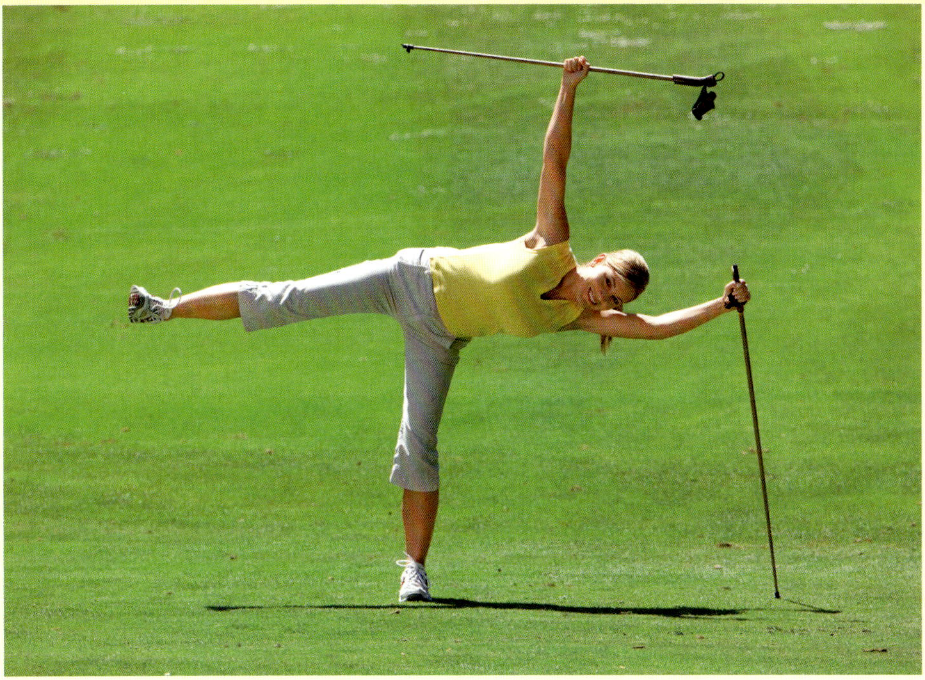

Die seitliche Standwaage

So machen Sie es richtig

1 Stellen Sie sich aufrecht hin und setzen Sie den linken Stock mit langem Arm seitlich neben sich auf, Stockspitze auf einer Linie mit den Füßen.

2 Heben Sie Ihr rechtes, langes Bein hoch in die Luft, die Zehenspitzen zeigen dabei nach vorne.

3 Den rechten Arm mit dem Stock hoch zum Himmel nehmen. 10 Sekunden oben halten, langsam absenken.

4 Anschließend die Seite wechseln.

Darauf sollten Sie achten

Ziel der Übung ist es, den linken Arm und die Schulter auf eine Höhe zu bringen mit dem Becken und dem rechten Bein. Die Körperteile sollten bei dieser Übung möglichst eine Linie bilden.

Das haben Sie davon

Bei dieser Übung mobilisieren Sie all Ihre Kräfte, um der Erdanziehung entgegenzuwirken. Ihre Gleichgewichtsfähigkeit wird geschult und Ihr Reaktionsvermögen gleich mit. Der Körper lernt, außergewöhnliche Situationen zu beherrschen, und nimmt diese Fähigkeit mit in den normalen Alltag.
Außerdem bauen Sie hierbei die Muskeln auf, die uns seitlich am Körper stabilisieren.

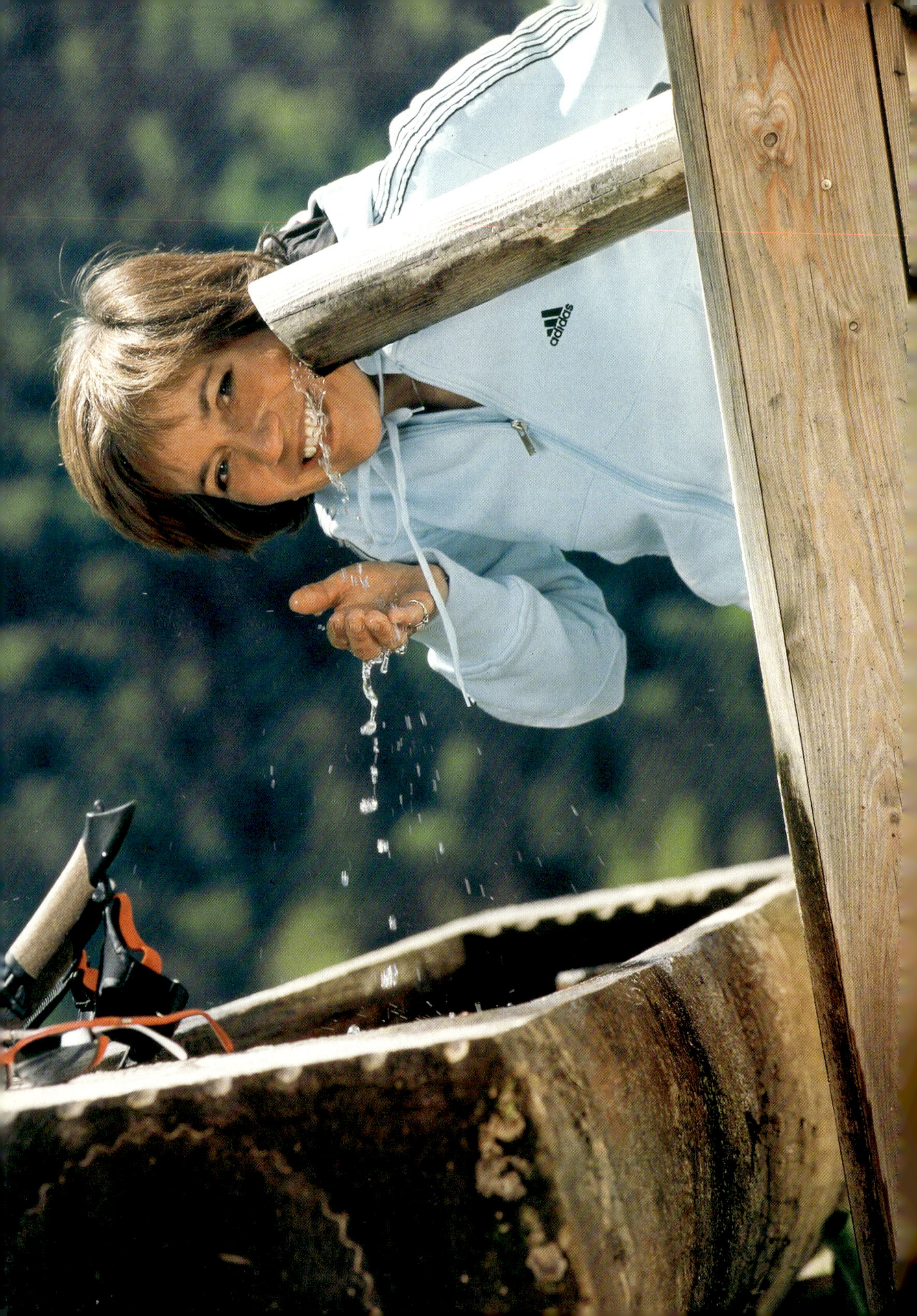

6 Ernährung für einen gesunden Rücken

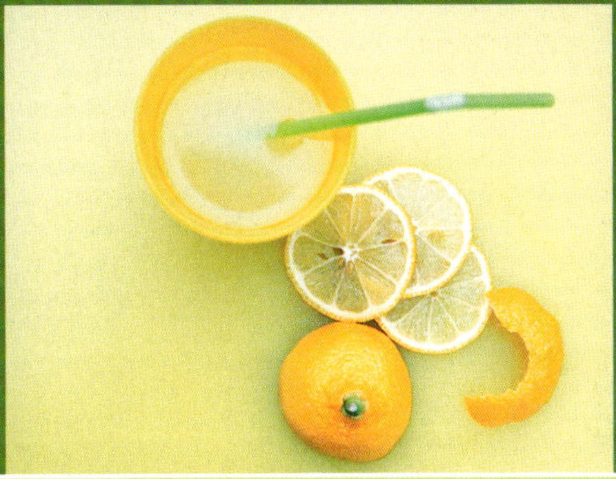

Neben Bewegung ist eine gesunde, vitalstoffreiche Ernährung auch für die Aufrichtung erforderlich. Nur gut versorgte Muskelzellen können funktionell arbeiten. Der Steinzeitmensch nahm 40-mal so viele Vitalstoffe zu sich wie wir. Mit der heutigen Ernährung wäre er nicht überlebensfähig gewesen.

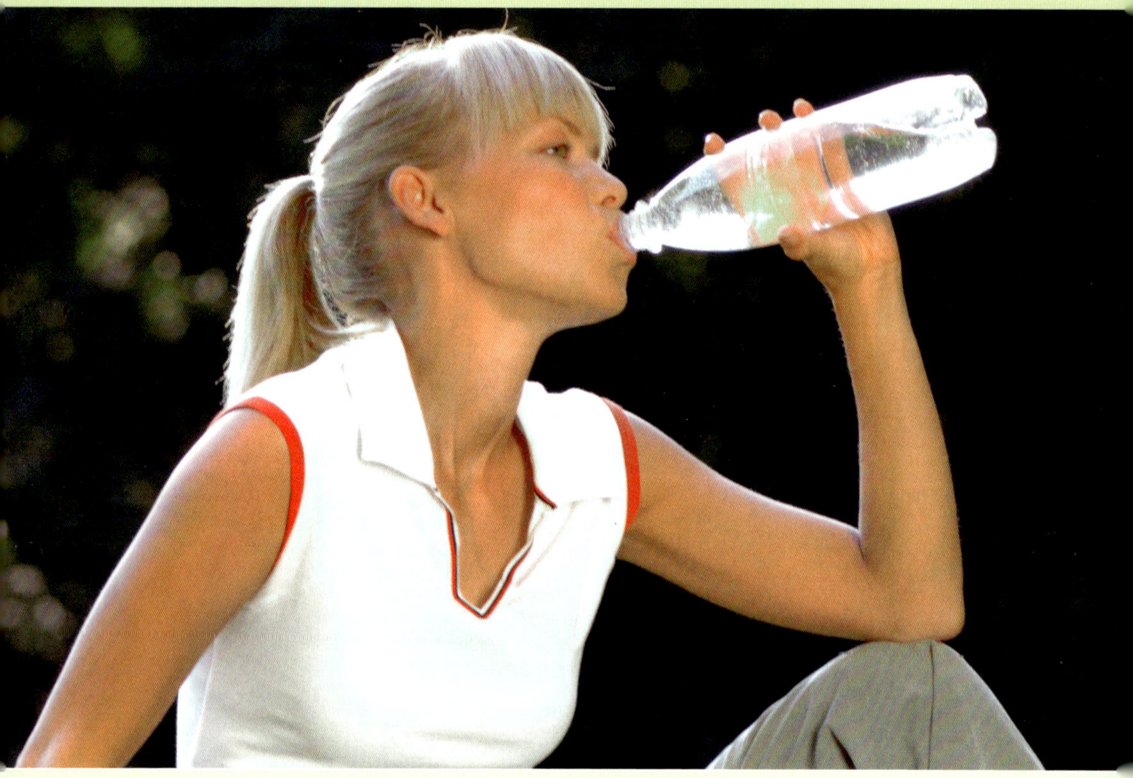

Gesundheit und Vitalstoffe

Beim Thema Gesundheit und Ernährung geht es darum, Wege zu erforschen, wie der Körper die Nahrung erhält, die er wirklich braucht. Und dabei, genau wie hinsichtlich der Bewegung zur Erhaltung bzw. Verbesserung der Gesundheit, trägt jeder die Verantwortung für sich selbst.

Nach Angaben des Bundesgesundheitsministeriums haben die meisten Pharmapräparate keinerlei Heilnachweis, und dennoch nehmen wir sie einfach ein, wenn wir ein gesundheitliches Problem haben.

Dabei verschleiern sie lediglich Symptome. Die westliche Medizin zielt darauf ab, Symptome zu unterdrücken, anstatt Ursachen zu beheben. Dies ist zwar bekannt, aber es ändert sich trotzdem nichts.

Vitalstoffe sind wichtig

In der heutigen Medizin sind viele Krankheitsursachen ein Rätsel. So zum Beispiel der Kopfschmerz, um ein nicht so spektakuläres Beispiel zu nennen: Diagnose Kopfschmerz, Ursache unbekannt – und die Lösung ist fast immer ein Schmerzmittel.

Wenn man jedoch die Ursachen genauer ansieht, landet man schnell bei unserer Lebensweise und unserer heutigen Ernährung. Aufgrund unserer Informationspolitik glauben die meisten Menschen jedoch, dass es nicht notwendig ist, Vitalstoffe zu sich zu nehmen, wenn überhaupt, dann mal hin und wieder eine Multivitamintablette und etwas Vitamin C.

Diese Informationspolitik ist nicht nur falsch, sondern fördert auch eine Vielzahl von Krankheiten. Und so makaber es klingt, es sind genau diese Krankheiten, durch die einer der einflussreichsten Industriezweige Milliarden pro Jahr verdient. Aus verschiedenen Gründen ist denn auch lange Zeit nichts bei der Erforschung von Vitalstoffen passiert. Seit ein paar Jahren aber ist es regelrecht zu einer Revolution gekommen.

Durch moderne Analysemethoden und Hunderte von Langzeitstudien sind die Vitalstoffe in den Mittelpunkt bei der Vorbeugung und Therapie von Krankheiten gerückt.

Dass die natürliche Versorgung über die Nahrung nicht mehr ausreichend ist, bedeutet ja nicht, dass sie nicht mehr nötig wäre, sondern, dass sie ergänzt werden muss. Gute Nahrung ist die Basis für gute Gesundheit. Vitalstoffe kommen zusätzlich obendrauf. Damit werden auch gleichzeitig ein paar Ernährungssünden ausgeglichen. Wir möchten mit dem Urteil aufräumen, dass über eine ausgewogene Ernährung alle benötigten Vitalstoffe in ausreichender Menge eingenommen werden können.

Generell wäre die Aussage ja korrekt, wenn wir keine Belastung mit Schadstoffen hätten, wenn alle Nationen auf deren Produktion verzichteten. Doch die Praxis zeigt, dass dies nicht so ist.

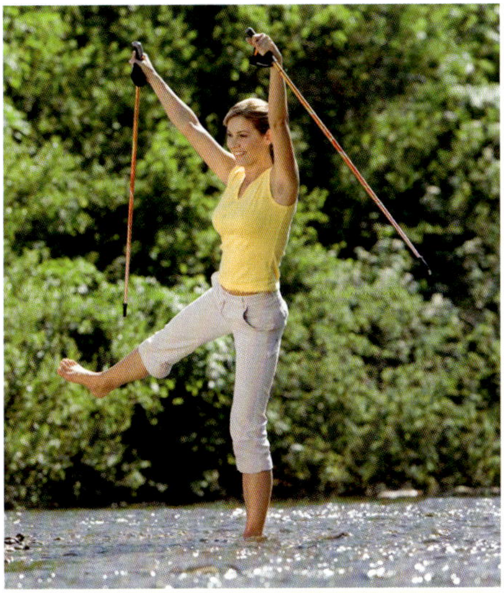

Die richtige Ernährung ist die Voraussetzung für eine gesunde Bewegung.

Theoretisch ist es möglich, durch richtige und ausgewogene Ernährung, bei genügend Bewegung und einer vernünftigen Lebensweise ausreichend mit Vitalstoffen versorgt zu sein.

Warum wir unterversorgt sind

Unsere Nahrung enthält immer weniger Vitalstoffe, und gleichzeitig benötigt unser Körper durch die ständig steigenden Anforderungen wesentlich mehr.

Um einen wirklichen Eindruck von der Entwicklung der Ernährung zu vermitteln, gehen wir gedanklich einmal zwei Millionen Jahre zurück. Unsere Urvorfahren ernährten sich wesentlich gesünder als wir, vor allem vitalstoffreicher. Der Wissenschaftler Linus Pauling hat analysiert, dass der Steinzeitmensch 300 Prozent mehr Vitalstoffe zu sich genommen hat als die Dosis, die uns heute die Deutsche Gesellschaft für Ernährung empfiehlt. Noch dazu ist wissenschaftlich belegt, dass über die Hälfte der Deutschen nicht einmal diese minimal empfohlene Menge erreicht. Wenn der Steinzeitmensch diese heute empfohlene Vitalstoffversorgung erhalten hätte, wäre er wahrscheinlich sehr schnell von der Evolution aussortiert worden. Er musste gesund und fit sein, sonst hätte er nicht überlebt.

Doch wie kommt es, dass der Steinzeitmensch so viel mehr Vitalstoffe zu sich nahm? Er hat einfach alles, was es damals als Nahrung gab, frisch gegessen, und es war frei von jeglichen Schadstoffen – Obst, Gemüse, Fisch und mageres Fleisch. Es gab damals noch keine künstlichen Züchtungen und ewig lange Transportwege per Lkw, Schiff oder Flugzeug; kein Nachreifen während des Transports und in den Lagerhallen mit künstlichem Licht. Es war deshalb noch eine ausreichende Versorgung mit den nötigen Vitalstoffen gesichert, weil die Nahrung sie noch enthielt.

Erst wenn das Obst seine volle Reife besitzt, sind alle Vitalstoffe in der üblichen Menge vorhanden, jedoch reifen die meisten Früchte heute während des Transportes. 1996 waren in der Banane rund 45 Prozent weniger Vitalstoffe enthalten, als dies noch 1985 der Fall war. Leider enthalten viele Nährstofftabellen noch die Werte von 1985!

Des Weiteren verabreichen wir den Nahrungsmitteln, bevor wir sie essen, auch noch eine Vitalstoffentziehungskur:

Tipp **TIPP** Tipp

Die Frische macht's!

Obst und Gemüse, das nach der Ernte zwei Tage liegt, enthält nur noch die Hälfte des Vitamins C; nach einer Woche ist fast gar nichts mehr drin.

Verarbeiten, schälen und kochen bedeutet, dass bis zu 80 Prozent der enthaltenen Vitalstoffe nochmals verloren gehen. Was bleibt da wohl noch übrig? Fazit: In unserer heutigen Nahrung steckt viel weniger, als wir vermuten.

Krankheiten und Vitalstoffe

Erstaunlich ist, dass die meisten Vitamine aufgrund von Krankheiten entdeckt wurden. Die bekannteste Geschichte ist wohl die des Vitamins C. Skorbut war als Erkrankung seit Jahrhunderten bekannt, aber erst 1911 wurde sie mit dem Fehlen eines Nährstoffs in Verbindung gebracht. Skorbut beginnt mit allgemeiner Schwäche und endet tödlich. Vor allem bei langen Seereisen und bei Hungersnot trat die Krankheit auf. Bereits 1747 hatte der schottische Arzt James Lind erkannt, dass Skorbut durch den Verzehr frischer Orangen und Zitronen geheilt werden konnte. Aber erst 118 Jahre später, 1865, wurde zur Verhinderung von Skorbut auf langen Seereisen Zitronensaft eingesetzt. 1928 konnte Vitamin C isoliert und in reiner Form aus Zitronensaft hergestellt werden und wurde Ascorbinsäure, was Antiskorbutsäure bedeutet, genannt.

Dies lässt den Schluss zu, dass bei einer ausreichenden Versorgung mit Vitalstoffen diese und noch viele weitere Krankheiten gar nicht mehr auftreten – was Mediziner und Wissenschaftler bestätigen, oft durch Langzeitstudien belegt. Eine chronische Unterversorgung an vielen Vitalstoffen in den Industrieländern gilt inzwischen als Hauptursache für zahlreiche Volkskrankheiten. Auch in der dritten Welt sind fehlende Vitalstoffe ein gravierendes Problem: 100 Millionen Kinder leiden wegen Mangelernährung an Vitamin-A-Mangel, 500000 Kinder erblinden und 1,5 Millionen sterben sogar deshalb.

Es existieren schon mehr als 10000 Studien über die Bedeutung von Vitalstoffen, die unter anderem im Internet dokumentiert sind.

Orthomolekulare Medizin und Vitalstoffe

»Orthomolekulare Medizin ist die Erhaltung einer guten Gesundheit und die Behandlung von Krankheiten durch Veränderung der Konzentration von Substanzen im menschlichen Körper, die normalerweise im Körper vorhanden und für die Gesundheit erforderlich sind.« So definierte Linus Pauling, zweifacher Nobelpreisträger und Begründer der Orthomolekularen Medizin, diese gänzlich neue Form von Prävention und Therapie.

Gezielte Nährstofftherapie

Linus Pauling meinte, die ausreichende Dosis lebensnotwendiger kleinster Nährstoffe habe die gleiche oder eine noch bessere therapeutische Wirkung als die

in der modernen Medizin angewandten körperfremden Stoffe. Diese Auffassung ist nun schon mindestens 40 Jahre alt, hat aber in die Köpfe der meisten »Normalmediziner« noch keinen Eingang gefunden.
Tausende von wissenschaftlichen Studien belegen den gesundheitlichen Vorteil, der mit solchen Mikronährstoffen bei der Therapie – vor allem aber auch in der Vorbeugung – von Krankheiten erzielt werden kann.

Nahrungsoptimierung

Zur Erhaltung und Wiederherstellung der optimalen Leistungsfähigkeit ist es daher sinnvoll, fehlende Nähr- und Wirkstoffe gezielt aufzunehmen. Vitalstoffe wirken jedoch vielfach nicht einzeln, sondern können nur als Gruppe in der optimalen Zusammensetzung auch auf die Zellebene gelangen. Achten Sie bei ergänzenden Produkten immer auf Qualität und Sicherheit, und testen Sie, ob sie wirken.

Zellenergie, Vitamine und Co.

Vitalstoffe halten gemeinsam jede einzelne unserer 70 Billionen Zellen aktiv. Das nennt man auch Zellenergie. Es gibt etwa 45 essenzielle Nährstoffe, davon sind 14 Vitamine. Mineralstoffe wie Kalzium, Kalium und Magnesium und die Spurenelemente wie Eisen, Zink, Selen, Chrom, Kupfer, Mangan und Jod bilden den restlichen Anteil. Für die Funktionen des Körpers hat die Einteilung keine Bedeutung.
Die Bezeichnung Vitamin kommt aus dem lateinischen »Vita« und bedeutet »Leben«. Es gibt zwei Arten von Vitaminen. Die wasserlöslichen können im Körper kaum gespeichert werden und müssen deshalb zugeführt werden. Zu den wasserlöslichen Vitaminen gehören alle B-Vitamine und natürlich Vitamin C. Die fettlöslichen Vitamine können im Körper besser gespeichert werden. Sie befinden sich in Leber, Zellwänden und Muskeln. Zu den fettlöslichen Vitaminen gehören die Vitamine A, D, E und K. Alle Vitamine sind lebenswichtig und können mit Ausnahme des Vitamins D nicht im Körper selbst produziert werden. Der Mensch ist daher auf die Zufuhr von außen angewiesen.

Vitaminmangel und die Folgen

Fehlt auch nur ein Vitamin oder ist auch nur eines in zu geringer Dosis vorhanden, so führt dies zu Stoffwechselstörungen. Die langfristigen Folgen sind Beschwerden und Krankheiten aller Art. Bei unseren Stoffwechselvorgängen handelt es sich um ein Zusammenspiel von allen Vitaminen, Mineralien und Spurenelementen. Nur als Mannschaft können sie etwa vor Angriffen der freien Radikale schützen.

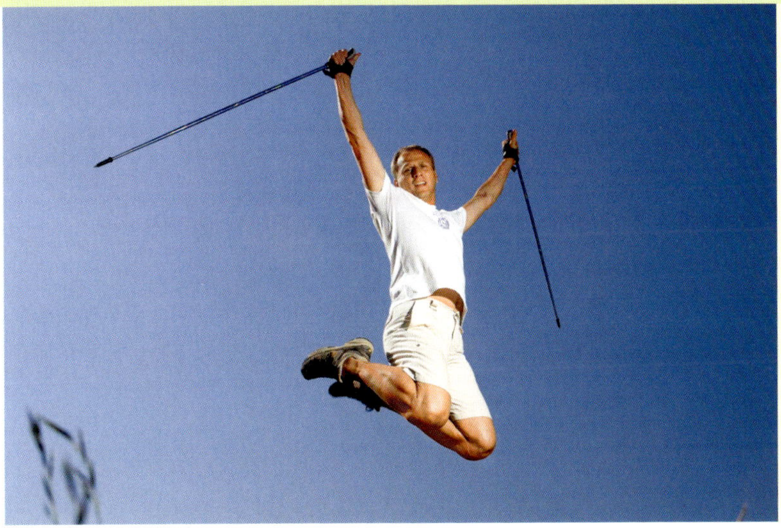

Nur Bewegung und gesunde Ernährung halten uns auf Dauer fit

Gesunde Ernährung – gesundes Leben

Wenn Sie die folgenden Tipps jeden Tag beherzigen, werden Sie sich schon bald in Ihrem Körper rundrum wohlfühlen! Fangen Sie noch heute mit deren Umsetzung an!

Sieben Gesundheitstipps

1. 1,5 Liter Wasser am Tag
Gewöhnen Sie sich langsam an stilles oder gefiltertes Wasser, limonadenähnliche Getränke zählen nicht dazu.

2. Weniger Zucker und Salz
Reduzieren Sie diese Gewürze, sonst kann es zu Störungen im Wasserhaushalt kommen und Diabetes Typ II droht.

3. Schlechte Fette vermeiden
Verzichten Sie weitgehend auf tierische und gehärtete pflanzliche Fette. Nehmen Sie lieber pflanzliche Fette mit mehr ungesättigten guten Fettsäuren (Olivenöl).

4. Den Verzehr von Obst und Gemüse erhöhen
Auch Tiefkühlgemüse und -obst haben sehr viele Vitalstoffe und lassen sich zudem schnell zubereiten.

5. Regelmäßig bewegen
3- bis 4-mal pro Woche sollten Sie sich schon aufraffen. Noch mehr Spaß macht es, wenn man sich mit Freunden oder Bekannten bewegt.

6. Vermeiden Sie Dinge, die Ihrem Körper schaden
Zum Beispiel Alkohol, Rauchen, zu wenig Schlaf – Pflege von Fuß bis Kopf und von innen nach außen tut gut.

7. Ergänzen Sie Ihre Nahrung gezielt mit zusätzlichen Vitalstoffen
Ihr Körper wird es Ihnen mit einem neuen Lebensgefühl und Gesundheit danken.

zum Nachschlagen

Hier finden Sie Bücher und Adressen für weitere Informationen zum Thema.

Weitere Informationen

über Kurse und Ausbildungen zu Nordic Walking und die 7 Stufen der Aufrichtung

Andreas Wilhelm
DNV Ausbildungsinstitut
Kaiser-Wilhelm-Str. 2
D-82319 Starnberg
Tel. 08151-971655; Fax: 08151-971656
www.willsmountain.de
www.dnv-ausbildung.de
info@dnv-ausbildung.de

Weitere nützliche Adressen

Deutscher Nordic Walking und Nordic Inline Verband e.V. (DNV)
Schloßstr. 2a
D-55543 Bad Kreuznach
Tel. 0700-667342348; Fax: 0671-69069
office@dnv-online.de
www.dnv-online.de

Swiss Nordic Fitness Organisation (SNO)
Chaunt da Luf 94
CH-7524 Zuoz
Tel. +41 (0)81 8501510; Fax +41 (0)81 8501511
info@swissnordicfitness.info
www.swissnordicfitness.info

International Nordic Fitness Organisation (INFO)
www.nordicfitness.net

Informationen zu Zellenergie und Vitalstoffen

Nordicfit GBR
Kapellenstr. 15
D-66649 Oberthal
Tel. 06854-802510; Fax 06854-802511
info@nordic-fitline.de
www.nordic-fitline.de

Tipps zum Weiterlesen

Andreas Wilhelm / Christian Neureuther / Rosi Mittermaier
Nordic Walking Praxisbuch
München 2006

Rosi Mittermaier / Christian Neureuther
Nordic Walking
München 2004

Andreas Jopp
Risikofaktor Vitaminmangel
Stuttgart 2002

Bernd Rosemeyer / Klaus E. Jopp
Praktisches Kursbuch Rücken
Augsburg 2002

Register

Impressum

Bitte besuchen Sie uns auch

im Internet unter der Adresse:

www.knaur-ratgeber.de

Danksagung

Unser Dank gilt den Ausbilderkollegen im DNV und dem Team von Willsmountain, die uns beim Entstehen dieses Buches mit Rat und Tat unterstützt haben. Ein besonderer Dank gilt Antje Wilhelm, Physiotherapeutin und DNV-Ausbilderin, die ihre Erfahrungen aus über 15 Jahren Therapie mit in dieses Buch hat einfließen lassen und an der Verwirklichung dieses Projektes maßgeblichen Anteil hat.
Ein solches Buch kann nur aus der täglichen Erfahrung aus Kursen und Ausbildungen entstehen. Hier ein herzliches Dankeschön an all unsere Kursteilnehmer und Kunden, die uns und dem DNV die Treue gehalten haben und weiterhin halten.

Impressum

Bibliografische Information: Die Deutsche Bibliothek
Die Deutsche Bibliothek verzeichnet diese Publikation in der Deutschen Nationalbibliografie; detaillierte bibliografische Daten sind im Internet über http://dnb.ddb.de abrufbar.

Wichtiger Hinweis:
Die im Buch veröffentlichten Ratschläge wurden von Verfasser und Verlag sorgfältig erarbeitet und geprüft. Eine Garantie kann dennoch nicht übernommen werden. Ebenso ist die Haftung des Verfassers bzw. des Verlages und seiner Beauftragten für Personen-, Sach- und Vermögensschäden ausgeschlossen.

Bildnachweis:
Alle Bildmotive inkl. Motiv Cover stammen von Norbert Hellinger, München, Ausnahme: S. 87 imagesource, S. 25 Christian Neureuther.
Wir bedanken uns beim Golf-Club Feldafing e.V. für die freundliche Genehmigung, auf seinem Gelände zu fotografieren.

Projektleitung: Bettina Huber
Redaktion: Dr. Rainer Schöttle
Bildredaktion: Sylvie Busche (Ltg.), Markus Röleke
Umschlagkonzeption:
ZERO Werbeagentur, München
Herstellung: Veronika Preisler
Layoutkonzeption: Dorothee Griesbeck
Satz und DTP: Gaby Herbrecht, Mindelheim
Reproduktion: Repro Ludwig, Zell am See
Druck und Bindung:
Offizin Andersen Nexö Leipzig GmbH, Zwenkau
Printed in Germany

Gedruckt auf umweltfreundlich chlorfrei gebleichtem Papier.

ISBN 13: 978-3-426-64376-1
ISBN 10: 3-426-64376-6

5 4 3 2 1